21 世纪普通高等教育基础课系列教材

医用物理学实验

主　编　刘东华　李振新

副主编　于　毅　杨　楠

参　编（以姓氏笔画为序）

于　勉　王　昌　王艳文

申杰奋　任　武　刘　艳

李中伟　李明彩　张文超

张业宏　张艳菊　秦　鑫

韩　琳

机械工业出版社

本书是依据全国医药类专业医学物理实验课程教学基本要求，充分考虑医药类各专业特点，在多年教学实践及教学改革基础上编写而成的。其编写特点是在保证物理实验学科系统不变的同时，强化有关用物理学的方法、技术去解决医学实践问题的实验项目，同时，也适当增加了综合提高实验内容。本书共编入 20 个实验项目，分为四章：测量误差及数据处理、基础物理实验、医学物理实验、综合设计实验。书中提供一些实验讲解操作的二维码，手机扫描二维码即可观看。

　　本书适用于高等医药院校五年制临床医学、预防医学、法医学、影像医学、药学、医学检验、生物医学工程等医药类各专业，也可供与生命科学有关的其他专业师生参考使用。

图书在版编目（CIP）数据

医用物理学实验/刘东华，李振新主编. —北京：
机械工业出版社，2018.8（2023.6 重印）
21 世纪普通高等教育基础课系列教材
ISBN 978-7-111-60368-9

Ⅰ. ①医…　Ⅱ. ①刘…②李…　Ⅲ. ①医用物
理学 – 实验 – 高等学校 – 教材　Ⅳ. ①R312-33

中国版本图书馆 CIP 数据核字（2018）第 147273 号

机械工业出版社（北京市百万庄大街 22 号　邮政编码 100037）
策划编辑：张金奎　　　　　责任编辑：张金奎　陈崇昱
责任校对：王　延　佟瑞鑫　封面设计：张　静
责任印制：任维东
北京中兴印刷有限公司印刷
2023 年 6 月第 1 版第 9 次印刷
169mm×239mm · 9.5 印张 · 180 千字
标准书号：ISBN 978-7-111-60368-9
定价：23.00 元

电话服务　　　　　　　　　　网络服务

客服电话：010-88361066　　机　工　官　网：www.cmpbook.com
　　　　　010-88379833　　机　工　官　博：weibo.com/cmp1952
　　　　　010-68326294　　金　书　网：www.golden-book.com
封底无防伪标均为盗版　　机工教育服务网：www.cmpedu.com

前　言

　　物理学是研究物质的基本结构、基本运动形式、相互作用及其转化规律的学科。它的基本理论渗透在自然科学的各个领域，应用于生产技术的许多部门，是其他自然科学和工程技术的基础。物理实验是科学实验的先驱，体现了大多数科学实验的共性，在实验思想、实验方法以及实验手段等方面是各学科科学实验的基础。因此，物理实验课是高等院校对学生进行科学实验基本训练的基础课程，是本科生接受系统实验方法和实验技能训练的开端，在学生的科学素质培养中占有重要地位。

　　本书是依据全国医药类专业医学物理实验课程教学基本要求，充分考虑医药类各专业特点，在多年教学实践及教学改革基础上编写而成的。其编写特点是在保证物理实验学科系统不变的同时，强化有关用物理学的方法、技术去解决医学实践问题的实验项目，同时，也适当增加了综合提高实验内容。本书共编入 20 个实验项目，分为四章：测量误差及数据处理、基础物理实验、医学物理实验、综合设计实验。

　　本书适用于高等医药院校五年制临床医学、预防医学、法医学、影像医学、药学、医学检验、护理等医药类各专业，也可供与生命科学有关的其他专业师生参考使用。

　　由于编者水平有限，错误和不妥之处在所难免，恳请读者批评指正。

编者

2018 年 6 月

目　录

前言

绪论 ……………………………………………………………………………………… 1

第一章　测量误差及数据处理 ……………………………………………………………… **3**

第一节　误差的基本概念 …………………………………………………………………… 3

第二节　常用仪器误差 ……………………………………………………………………… 7

第三节　不确定度的基本概念 ……………………………………………………………… 8

第四节　直接测量结果与不确定度的估算 ……………………………………………… 10

第五节　间接测量结果与不确定度的估算 ……………………………………………… 11

第六节　有效数字 ………………………………………………………………………… 14

第七节　实验数据的记录与处理 ………………………………………………………… 18

第八节　用 Excel 软件进行实验数据处理 ……………………………………………… 22

第二章　基础物理实验 …………………………………………………………………… **31**

实验 2-1　基本测量 ……………………………………………………………………… 31

实验 2-2　用力敏传感器测量物体的密度 ……………………………………………… 40

实验 2-3　身高体重的回归分析 ………………………………………………………… 45

实验 2-4　液体黏度的测定 ……………………………………………………………… 49

实验 2-5　液体表面张力系数的测定 …………………………………………………… 56

实验 2-6　空气比热容比的测定 ………………………………………………………… 60

实验 2-7　电偶极子电场的描绘 ………………………………………………………… 64

实验 2-8　万用表的使用 ………………………………………………………………… 67

实验 2-9　示波器的使用 ………………………………………………………………… 72

实验 2-10　用分光计、衍射光栅测定光波波长 ………………………………………… 83

第三章　医学物理实验 …………………………………………………………………… **90**

实验 3-1　用超声波探测物体的厚度 …………………………………………………… 90

实验 3-2　心电图机技术指标的测定 …………………………………………………… 96

实验 3-3　数码显微摄影 ………………………………………………………………… 106

实验 3-4　人耳听阈曲线的测定 ………………………………………………………… 109

实验 3-5　亥姆霍兹线圈磁场及梯度磁场的调节与测量 ……………………………… 113

第四章　综合设计实验 ………………………………………………………………… **117**

实验 4-1　声速的测量 …………………………………………………………… 117

实验 4-2　压力传感器特性及人体心率与血压的测量 ………………… 122

实验 4-3　温度传感器的特性及人体温度的测量 ……………………… 127

实验 4-4　A 型超声探测 ………………………………………………………… 131

实验 4-5　核磁共振 ……………………………………………………………… 137

参考文献 ……………………………………………………………………………… **145**

绪　　论

物理学是一门以实验为基础的科学。物理定律有许多是用观察和实验的方法建立起来的。观察就是在自然条件下研究现象，因而在很大程度上受到自然条件的限制。物理实验是人们按照自己的意志，将自然界中物质的各种基本运动形态（如力、热、声、光、电等）在一定条件下再现，从而对其进行观察和分析研究的过程。由此可见，实验是物理理论的主要来源。例如，在 1831 年，法拉第在实验室中发现电磁感应现象，之后通过大量的实验确立了电磁感应定律。不但如此，物理理论的正确性也要通过实验来加以验证。例如，爱因斯坦在他的狭义相对论中，预言了物质运动的质能关系 $E = mc^2$，而这一关系的正确性也是通过几十年后的原子物理实验确定的。这样的例子不胜枚举。物理学发展的历史充分证明，物理实验在整个物理学的发展过程中起着决定性的作用。

一、医用物理学实验课的目的

（1）使学生掌握一些基本物理量的测量方法，学会正确使用物理仪器，熟悉一些物理实验方法。

（2）培养学生独立自主的科学工作作风、实事求是的科学工作态度及较强科研工作能力。

（3）巩固和加深学生对物理现象及规律的认识。

二、医用物理学实验课的具体要求

（1）熟悉常用仪器设备的一般原理及使用方法，其中包括游标卡尺、外径千分尺（旧称螺旋测微计）、秒表、温度计、万用电表、示波器、心电图机、常用电源等。

（2）能按照简单线路图正确连接电路。

（3）了解实验误差的基本概念，能分析误差发生的原因，能正确按照处理有效数字的规则进行数据记录和运算。

（4）能正确按数据画出图线，并能利用图线分析实验结果。

（5）能写出正规的实验报告。

（6）培养学生科学的工作作风：

1）实验必须在理论指导下有目的地进行，实验前要预习，并要求写出预习报告；预习报告的内容应包括：实验题目、目的、器材、基本原理、简单步骤，并绘出有关表格等；不允许在没有充分准备的情况下盲目操作。

2）一切操作必须按正规方法进行，对待实验数据要严肃认真，原始记录要清楚真实。

3）在实验过程中，应保持室内安静，养成整齐清洁，有条不紊的习惯，爱护仪器，注意节约。

4）平时教学中要进行严格考查，未完成全部实验或操作未达到要求的学生必须补做或重做。

第一章

测量误差及数据处理

<<<<<

 第一节　误差的基本概念

一、测量

物理实验以测量为基础。根据测量方法可将测量分为直接测量与间接测量。可用测量仪器或仪表直接读出测量值的测量，称为直接测量。例如，用米尺测得物体的长度是 91.12cm，用毫安表量得电流是 3.02mA 等。但是，有些物理量无法进行直接测量，需要根据待测量与若干个直接测量值的函数关系求出，这样的测量称为间接测量。例如，测量铜柱体的密度时，需要先测量铜柱的高度 h、直径 d 和质量 m，然后计算出密度 $\rho = 4m/(\pi d^2 h)$。

按测量条件测量可分为等精度测量和不等精度测量。

等精度测量：在对某一物理量进行多次重复测量过程中，每次测量条件都相同的一系列测量称为等精度测量。例如，由同一个人在同一仪器上采用同样测量方法对同一待测物理量进行多次测量，每次测量的可靠程度都相同，这些测量是等精度测量。

不等精度测量：在对某一物理量进行多次重复测量过程中，测量条件完全不同或部分不同，各结果的可靠程度自然也不同的一系列测量称为不等精度测量。例如，对某一物理量进行测量时，选用的仪器不同，或测量方法不同，或测量人员不同等都属于不等精度测量。

绝大多数实验都采用等精度测量。

二、测量误差

反映物质固有属性的物理量所具有的客观的真实数值称为真值。由于测量所使用的仪器不可能是尽善尽美，测量所依据的理论公式所要求的条件也是无法绝对地保证，再加上测量技术、环境条件等各种因素的局限，真值一般无法得到。但是，通过统计理论可以证明，在条件不变的情况下进行多次测量时，可以用算术平均值作为相对真值。

测量结果与客观存在的真值之间总有一定的差异。我们把测量结果与真值之间的差值叫作测量误差，简称误差。误差存在于一切测量之中，而且贯穿于整个测量过程。在确定实验方案、选择测量方法或选用测量仪器时，要考虑测量误差。在数据处理时，要估算和分析误差。总之，必须以误差分析的理论指导实验的全过程。

测量误差可以用绝对误差表示，也可以用相对误差表示，还可以用百分误差表示。

$$绝对误差 = 测量值 - 真值$$
$$相对误差 = |绝对误差/真值| \times 100\%$$
$$百分误差 = |(测量最佳值 - 公认值)/公认值| \times 100\%$$

三、误差的分类

测量误差按原因与性质可分为系统误差、随机误差和过失误差三大类。

1. 系统误差

系统误差是指在相同条件下，多次测量同一物理量时，测量值对真值的偏离（大小和方向）总是相同的。

系统误差的主要来源有：①仪器误差（如刻度不准、米尺弯曲、零点没调好、砝码未校正等）；②环境误差（如温度、压强等的影响）；③个人误差（如读数总是偏大或者偏小等）；④理论和公式的近似性（如用单摆测量重力加速度时所用公式的近似性）等。

增加测量次数并不能减小系统误差，为了减小和消除系统误差，必须针对其来源逐步具体考虑，或者采用一定的测量方法，或者经过理论分析、数据分析和反复对比的方法找出适当的关系对结果进行修正。

2. 随机误差

随机误差（又称偶然误差）是指在同一条件下多次测量同一物理量，测量结果总是有稍许差异且变化不定。

随机误差来源于各种偶然的或不确定的因素：①人们的感官（如听觉、视觉、触觉等）的灵敏度的差异和不稳定；②外界环境的干扰（温度的不均匀、振动、气流、噪声等）；③被测对象本身的统计涨落等。

虽然偶然误差的存在使每一次测量偏大或偏小是不确定的，但是，当测量次数增加时，它服从一定的统计规律。在一定的条件下，经过多次测量，测量值落在真值附近的某个范围内的概率是一定的，而且偏离真值较小的数据比偏离真值较大的数据出现的概率大，偏离真值很大的数据出现的概率趋于0。因此，增加测量次数可以减少偶然误差。

系统误差与偶然误差的来源、性质不同，处理方法也不同。但是，它们之间也是有联系的，如对某问题从一个角度来看是系统误差，而从另一个角度来看又是偶然误差。因此，在做误差分析时，往往把两者联系起来对测量结果做总体评定。

3. 过失误差

过失误差是由于观测者在不正确地使用仪器、操作错误、读数错误、观察错误、记录错误、估算错误等不正常情况下所引起的误差。这些错误已不属于正常的测量工作范围，应将其剔除。所以，在做误差分析时，要估计的误差通常只有系统误差和随机误差。

四、测量的精密度、准确度和精确度

在对测量结果做总体评定时，一般把系统误差和随机误差联系起来看。精密度、准确度和精确度都是评价测量结果好坏的，但这些概念的涵义不同，使用时应加以区别。

1. 精密度

精密度表示测量结果中的随机误差大小的程度。它是指在一定的条件下进行重复测量时，所得结果的相互接近程度，是描述测量重复性高低的。精密度高，即测量数据的重复性好，随机误差较小。

2. 准确度

准确度表示测量结果中的系统误差大小的程度。它是指测量值或实验所得结果与真值符合的程度，即描述测量值接近真值的程度。准确度高，即测量结果接近真值的程度好，系统误差小。

3. 精确度

精确度是测量结果中系统误差和随机误差的综合。它是指测量结果的重复性及接近真值的程度。对于实验和测量来说，精密度高则准确度不一定高，而准确度高则精密度也不一定高；只有精密度和准确度都高时，精确度才高。

现在以打靶结果为例来形象地说明三个"度"之间的区别，如图 1-1 所示：图 a 表示弹着点相互之间比较近，但偏离靶心较远，即精密度高、准确度较差；图 b 表示弹着点相互之间比较分散，但没有明显的固定偏向，故准确度高、精密度较差；图 c 表示弹着点相互之间比较集中，且都接近靶心，精密度和准确度都很好，亦即精确度高。

a)　　　　　　b)　　　　　　c)

图 1-1　精密度、准确度和精确度示意图

五、随机误差的估算

1. 算术平均值的普遍表达式为

$$\bar{x} = \frac{1}{n}(x_1 + x_2 + \cdots + x_n) = \frac{1}{n}\sum_{i=1}^{n} x_i$$

式中，x_i 是第 i 次测量值；n 是测量次数。

2. 残差

每一次测量值与算术平均值的差值称为残差，用 Δx_i 表示：

$$\Delta x_i = x_i - \bar{x}$$

3. 标准偏差

因为用残差去估算误差，所得结果为测量值的实验标准偏差，用 σ 表示。任意一次测量值的实验标准偏差近似为

$$\sigma_x = \sqrt{\frac{\sum_{i=1}^{n}(\Delta x_i)^2}{n-1}} = \sqrt{\frac{1}{n-1}\sum_{i=1}^{n}(x_i - \bar{x})^2} \tag{1-1}$$

式（1-1）又称贝塞尔公式，它表示如果在相同条件下进行多次测量，其随机误差服从高斯分布，那么，任意一次测量值误差出现在 $(-\sigma_x, \sigma_x)$ 区间内的概率为 68.3%。

算术平均值的实验标准偏差为

$$\sigma_{\bar{x}} = \frac{\sigma_x}{\sqrt{n}} = \sqrt{\frac{\sum_{i=1}^{n}(x_i - \bar{x})^2}{n(n-1)}} \tag{1-2}$$

它表示如果多次测量的随机误差服从高斯分布，那么，其值出现在 $(\bar{x} - \sigma_{\bar{x}}, \bar{x} + \sigma_{\bar{x}})$ 区间的概率为 68.3%。

4. 误差取位规则

约定：绝对误差一般取一位有效数字，其尾数只进不舍，以免产生估计不足。相对误差一般取两位有效数字。

测量值的有效数字尾数应与绝对误差的尾数取齐，其尾数采用"四舍六入五凑偶"法则，这种舍入法则的出发点是使尾数舍与入的概率相等。

5. 误差的传递公式

间接测量是由各直接测量值通过函数关系计算得到的，既然直接测量有误差存在，那么间接测量也必然会有误差，这就是误差的传递。由直接测量值及其误差来计算间接测量值的误差之间的关系式称为误差的传递公式。

设间接测量值为 N，它是由各互不相关的直接测量值 A，B，C，…通过函数关系 f 求得的，即

$$N = f(A, B, C, \cdots)$$

若各个独立的直接测量值的误差分别为 σ_A，σ_B，σ_C，$\cdots$，则间接测量值 N 的误差估算需要用误差的"方和根"合成。其标准误差为

$$\sigma_N = \sqrt{\left(\frac{\partial f}{\partial A}\sigma_A\right)^2 + \left(\frac{\partial f}{\partial B}\sigma_B\right)^2 + \left(\frac{\partial f}{\partial C}\sigma_C\right)^2 + \cdots} \tag{1-3}$$

相对误差

$$\frac{\sigma_N}{N} = \frac{1}{f(A, B, C, \cdots)}\sqrt{\left(\frac{\partial f}{\partial A}\sigma_A\right)^2 + \left(\frac{\partial f}{\partial B}\sigma_B\right)^2 + \left(\frac{\partial f}{\partial C}\sigma_C\right)^2 + \cdots} \tag{1-4}$$

式中，A，B，C，$\cdots$是直接测量值；σ_A，σ_B，σ_C，$\cdots$是各直接测量值的误差。

对于以加减运算为主的函数关系，一般用式（1-3）先计算标准误差，再求出相对误差；而对于以乘除运算为主的函数关系，一般先计算相对误差，再计算标准误差，步骤如下。

① 对函数取对数

$$\ln N = \ln f(A, B, C, \cdots)$$

② 求相对误差

$$E = \frac{\sigma_N}{N} = \sqrt{\left(\frac{\partial \ln f}{\partial A}\sigma_A\right)^2 + \left(\frac{\partial \ln f}{\partial B}\sigma_B\right)^2 + \left(\frac{\partial \ln f}{\partial C}\sigma_C\right)^2 + \cdots} \tag{1-5}$$

③ 求标准误差

$$\sigma_N = N \cdot E$$

第二节　常用仪器误差

仪器误差是指在仪器规定的使用条件下，正确使用仪器时，仪器的指示数和被测量的真值之间可能产生的最大误差。它的数值通常由制造厂家和计量单位通过更精密的仪器经过检定比较后给出的，其符号可正可负，用 $\Delta_{仪}$ 表示。通常仪器误差既包含系统误差，又包含随机误差，它在很大程度上取决于仪器的精度。一般级别高的仪器和仪表（如 0.2 级精密电表），仪器误差主要是随机误差；级别低的（如 1.0 级以下电表）则主要是系统误差。一般所用的 0.5 级或 1.0 级仪表，这两种误差都可能存在。根据仪器的级别计算仪器误差的公式为

$$\Delta_{仪} = 量程 \times 级别\%$$

如果没有注明仪器级别，在物理实验教学中，对于一些连续刻度（可估读）的仪器，一般用仪器的最小刻度的一半作为 $\Delta_{仪}$；而对于非连续刻度（不可估读）的仪器，一般用仪器的最小刻度作为 $\Delta_{仪}$。

仪器误差的概率密度函数服从的是均匀分布，如图 1-2 所示。均匀分布是指在 $[-\Delta_{仪}, \Delta_{仪}]$ 区间范围内，误差（不同大小和符号）出现的概率都相同，

而区间外的概率为 0，即 $\int_{-\Delta_{仪}}^{+\Delta_{仪}} f(\Delta)\,d\Delta = 1$。所以误差服从以下规律分布：$f(\Delta) = 1/2\Delta_{仪}$。

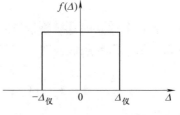

可以证明，服从均匀分布的仪器的最大误差所对应的标准误差为

$$\sigma_{仪} = \frac{\Delta_{仪}}{\sqrt{3}}$$

图 1-2　均匀分布曲线

在物理实验教学中，正确使用仪器时，我们约定仪器的基本误差（或最大误差）如下。

米尺：仪器误差 $\Delta_{仪} = 0.5\text{mm}$；

五十分游标卡尺：仪器误差 $\Delta_{仪} = 0.02\text{mm}$；

外径千分尺（旧称螺旋测微器）：仪器误差 $\Delta_{仪} = 0.005\text{mm}$；

分光计：仪器误差 $\Delta_{仪} = 1'$；

读数显微镜：仪器误差 $\Delta_{仪} = 0.005\text{mm}$；

机械秒表：仪器误差 $\Delta_{仪} = 0.2\text{s}$；

电表：仪器误差 $\Delta_{仪} = (量程\ M \times \varepsilon\%)[单位]$，$\varepsilon$ 为仪器精度等级值；

电阻箱：仪器误差 $\Delta_{仪} = (\varepsilon\% R + 0.002m)\Omega$，$m$ 是总转盘数。

第三节　不确定度的基本概念

不确定度和误差是两个不同的概念，它们之间既有联系，又有本质区别。误差是指测量值与真值之差，由于真值一般不可能准确地知道，因此测量误差也不可能确切获知。而不确定度是指误差可能存在的范围，这一范围的大小能够用数值表达。因此，不确定度实质上是误差的估计值。

一、不确定度的概念

由于测量误差的存在而对被测量值不能肯定的程度称为不确定度。它是表征对被测量的真值所处的量值范围的评定。例如，测得一单摆的周期为

$$T = (8.163 \pm 0.002)\text{s} \quad (P = 68.3\%)$$

其中，0.002 为不确定度，$P = 68.3\%$ 表示置信概率。这样表示的意义为：被测单摆周期的真值，落在（8.163 - 0.002，8.163 + 0.002）范围内的可能性有 68.3%。因此，不确定度是测量结果表述中的一个重要参数，它能合理地说明测量值的分散程度和真值所在范围的可靠程度。不确定度亦可理解为一定置信概率下误差限的绝对值，记为 Δ。

不确定度的定量表述就是给出所需置信概率，用标准误差倍数表示置信区间。例如，用"不确定度（σ）"时，则置信概率为 68.3%，置信区间为（$-\sigma$，σ）；

用"不确定度（3σ）"时，则置信概率为 99.7%，置信区间为（-3σ，3σ）。因此，只要对测量结果给出不确定度，即给出置信区间和置信概率，就表达了测量结果的精确度。

判断异常数据的方法一般采用（3σ）准则。当"不确定度超过（3σ）"时，测量偏差的绝对值大于 3σ 的置信概率仅为 0.3%，这种可能性微乎其微，该测量值应视为坏值而将之剔除。

二、不确定度的分类

测量不确定度由几个分量构成。通常，按不确定度值的计算方法分为 A 类不确定度和 B 类不确定度，或 A 类分量和 B 类分量。

A 类分量是在一系列重复测量中，用统计学方法计算的分量 Δ_A：

$$\Delta_A = \sigma_{\bar{x}} = \sqrt{\frac{\sum\limits_{i=1}^{n}(x_i - \bar{x})^2}{n(n-1)}} \tag{1-6}$$

B 类分量是用其他方法（非统计学方法）评定的分量 Δ_B：

$$\Delta_B = \sigma_{仪} = \Delta_{仪}/C$$

在物理实验教学中，为简化处理，A 类分量 Δ_A 指标准误差，B 类分量 Δ_B 仅考虑仪器标准误差，并约定式中 $C = \sqrt{3}$（假定仪器误差服从均匀分布）。将 A 类分量和 B 类分量采用"方和根"合成，得到合成不确定度表达式为

$$\Delta = \sqrt{\Delta_A^2 + \Delta_B^2} \tag{1-7}$$

注：式中忽略置信因子 t_P（测量次数 n 取 6~10）。

测量结果的标准式为

$$x = \bar{x} \pm \Delta \text{（单位）}, \quad E = \frac{\Delta}{\bar{x}} \times 100\%$$

不确定度取位规则：在物理实验中，绝对不确定度一般取一位有效数字，其尾数采用只进不舍法则。相对不确定度一般取两位有效数字。

例 1-1　用米尺（$\Delta_{仪} = 0.5mm$）测一钢丝长度，6 次测量值分别为 $x_1 = 14.0mm$，$x_2 = 14.4mm$，$x_3 = 14.9mm$，$x_4 = 14.2mm$，$x_5 = 14.1mm$，$x_6 = 14.8mm$。试写出它的测量结果，并用不确定度 $\bar{x} \pm \Delta$ 表示。

解：① 计算算术平均值

$$\bar{x} = \frac{1}{6}\sum_{i=1}^{6} x_i$$

$$= \frac{14.0 + 14.4 + 14.9 + 14.2 + 14.1 + 14.8}{6}mm$$

$$= 14.4mm$$

② 计算 A 类不确定度

$$\Delta_A = \sqrt{\frac{\sum\limits_{i=1}^{6}(x_i - \bar{x})^2}{6(6-1)}}$$

$$= \sqrt{\frac{1}{5 \times 6}(0.4^2 + 0.0^2 + 0.5^2 + 0.2^2 + 0.3^2 + 0.4^2)} \, \text{mm}$$

$$\approx 0.153\,\text{mm} \approx 0.2\,\text{mm}$$

③ 计算 B 类不确定度

$$\Delta_B = \frac{\Delta_{仪}}{\sqrt{3}} \approx 0.3\,\text{mm}$$

④ 合成不确定度

$$\Delta = \sqrt{\Delta_A^2 + \Delta_B^2} = \sqrt{0.2^2 + 0.3^2}\,\text{mm} \approx 0.4\,\text{mm}$$

⑤ 测量结果

$$x = (14.4 \pm 0.4)\,\text{mm}, \quad E = \frac{\Delta}{\bar{x}} \times 100\% \approx 2.8\%$$

三、不确定度与误差

不确定度是在误差理论的基础上发展起来的，不确定度 A 类分量的估算用到了标准误差计算的公式。

误差用于定性描述实验测量的有关理论和概念，不确定度用于实验结果的定量分析和运算等。用测量不确定度代替误差评定测量结果，具有方便性、合理性和实用性等优点。

误差可正可负，而不确定度却永远都是正的。

误差是不确定度的基础，不确定度是对经典误差理论的一个补充，是现代误差理论的内容之一，它还有待于进一步研究、完善和发展。

第四节　直接测量结果与不确定度的估算

在物理实验中，直接测量主要有单次测量和多次测量。由于不确定度评定方法的复杂性，只能采用简化的、具有一定近似性的估算方法。

一、单次测量

单次测量的结果表示式为

$$x = x_{测} \pm \Delta_{仪} \qquad （单位）$$

其中，$x_{测}$ 是单次测量值，也称为单次测量最佳值。不确定度取仪器基本误差

$\Delta_{仪}$，仪器基本误差可在仪器说明书或某些技术标准中查到，或通过估算获得。

二、多次测量

多次测量的结果表示为

$$x = \bar{x} \pm \Delta \qquad （单位）$$

其中，$\bar{x}$ 是一列测量数据（即测量列）的算术平均值（即测量列的最佳值）；Δ 是合成不确定度。物理实验的测量结果表示中，合成不确定度 Δ 从估计方法上分为 A 类分量和 B 类分量，并按"方和根"合成，即

$$\Delta = \sqrt{\Delta_A^2 + \Delta_B^2} \qquad （单位）$$

例1-2 用外径千分尺（$\Delta_{仪} = 0.005\,\text{mm}$）测量某一铁板的厚度：①单次测量值为 3.779mm；②8 次测量一列数据为 3.784mm，3.779mm，3.786mm，3.781mm，3.778mm，3.782mm，3.780mm，3.778mm。试分别写出它的测量结果。

解：① 单次直接测量结果为

$$d = (3.779 \pm 0.005)\,\text{mm}$$

② 多次直接测量情况

$$\bar{d} = \frac{1}{8}\sum_{i=1}^{8} d_i$$

$$= \frac{3.784 + 3.779 + 3.786 + 3.781 + 3.778 + 3.782 + 3.780 + 3.778}{8}\text{mm}$$

$$= 3.781\,\text{mm}$$

$$\Delta_A = \sigma_{\bar{d}} = \sqrt{\frac{\sum\limits_{i=1}^{8} (d_i - \bar{d})^2}{8(8-1)}} \approx 0.002\,\text{mm}$$

$$\Delta_B = \sigma_{仪} = \frac{\Delta_{仪}}{\sqrt{3}} = \frac{0.005}{\sqrt{3}}\text{mm} \approx 0.003\,\text{mm}$$

$$\Delta = \sqrt{\Delta_A^2 + \Delta_B^2} = 0.004\,\text{mm}$$

则多次直接测量结果表示为

$$d = (3.781 \pm 0.004)\,\text{mm}$$

第五节 间接测量结果与不确定度的估算

一、不确定度的传递公式

不确定度的传递公式与标准误差的传递公式在形式上完全相同，即按"方

和根" 合成。

绝对不确定度的计算式为

$$\Delta_N = \sqrt{\left(\frac{\partial f}{\partial A}\Delta_A\right)^2 + \left(\frac{\partial f}{\partial A}\Delta_B\right)^2 + \left(\frac{\partial f}{\partial A}\Delta_C\right)^2 + \cdots} \tag{1-8}$$

相对不确定度的计算式为

$$\frac{\Delta_N}{N} = \frac{1}{f(A,B,C,\cdots)}\sqrt{\left(\frac{\partial f}{\partial A}\Delta_A\right)^2 + \left(\frac{\partial f}{\partial B}\Delta_B\right)^2 + \left(\frac{\partial f}{\partial C}\Delta_C\right)^2 + \cdots} \tag{1-9}$$

$$E = \frac{\Delta_N}{N} = \sqrt{\left(\frac{\partial \ln f}{\partial A}\Delta_A\right)^2 + \left(\frac{\partial \ln f}{\partial B}\Delta_B\right)^2 + \left(\frac{\partial \ln f}{\partial C}\Delta_C\right)^2 + \cdots} \tag{1-10}$$

式中，Δ_A，Δ_B，Δ_C，$\cdots$分别表示各测量值的不确定度。式（1-9）适用于和差形式的函数，式（1-10）适用于积商形式的函数。表 1-1 中列举了常用函数的不确定度传递公式。

结果表达式为 $x = \bar{x} \pm \Delta_N$（单位），$E = \frac{\Delta_N}{\bar{x}} \times 100\%$。

表 1-1 几种常用的不确定度传递公式

函数关系	不确定度传递公式
$N = A + B$ 或 $N = A - B$	$\Delta_N = \sqrt{\Delta_A^2 + \Delta_B^2}$
$N = AB$ 或 $N = A/B$	$\frac{\Delta_N}{N} = \sqrt{\left(\frac{\Delta_A}{A}\right)^2 + \left(\frac{\Delta_B}{B}\right)^2}$
$N = kA$（k 为常数）	$\Delta_N = \mid k \mid \Delta_A$
$N = \frac{A^p B^q}{C^r}$（p、q、r 为常数）	$\frac{\Delta_N}{N} = \sqrt{\left(\frac{p\Delta_A}{A}\right)^2 + \left(\frac{q\Delta_B}{B}\right)^2 + \left(\frac{r\Delta_C}{C}\right)^2}$
$N = A^{1/p}$（p 是不为零的常数）	$\frac{\Delta_N}{N} = \frac{1}{p}\frac{\Delta_A}{A}$
$N = \sin A$	$\Delta_N = \mid \cos A \mid \Delta_A$
$N = \ln A$	$\Delta_N = \frac{1}{A}\Delta_A$

例 1-3 利用游标卡尺测量空心圆柱体体积 $V = \frac{\pi}{4}(D_1^2 - D_2^2)L$，求相对不确定度传递公式 $\frac{\Delta_V}{V}$。

解法 1：取对数 $\ln V = \ln\frac{\pi}{4} + \ln(D_1 + D_2) + \ln(D_1 - D_2) + \ln L$

全微分

$$\frac{\mathrm{d}V}{V} = \frac{\mathrm{d}(D_1 + D_2)}{D_1 + D_2} + \frac{\mathrm{d}(D_1 - D_2)}{D_1 - D_2} + \frac{\mathrm{d}L}{L}$$

各项归并

$$\frac{\mathrm{d}V}{V} = \frac{2D_1}{D_1^2 - D_2^2}\mathrm{d}D_1 - \frac{2D_2}{D_1^2 - D_2^2}\mathrm{d}D_2 + \frac{1}{L}\mathrm{d}L$$

按"方和根"合成

$$\frac{\Delta_V}{V} = \sqrt{\left(\frac{2D_1}{D_1^2 - D_2^2}\Delta_{D_1}\right)^2 + \left(\frac{2D_2}{D_1^2 - D_2^2}\Delta_{D_2}\right)^2 + \left(\frac{1}{L}\Delta_L\right)^2}$$

解法 2：取对数 $\ln V = \ln\frac{\pi}{4} + \ln(D_1 + D_2) + \ln(D_1 - D_2) + \ln L$

求偏导数

$$\frac{\partial\ln V}{\partial D_1} = \frac{1}{D_1 + D_2} + \frac{1}{D_1 - D_2} = \frac{2D_1}{D_1^2 - D_2^2}$$

$$\frac{\partial\ln V}{\partial D_2} = \frac{1}{D_1 + D_2} - \frac{1}{D_1 - D_2} = -\frac{2D_2}{D_1^2 - D_2^2}$$

$$\frac{\partial\ln V}{\partial L} = \frac{1}{L}$$

按"方和根"合成

$$\frac{\Delta_V}{V} = \sqrt{\left(\frac{\partial\ln V}{\partial D_1}\Delta_{D_1}\right)^2 + \left(\frac{\partial\ln V}{\partial D_2}\Delta_{D_2}\right)^2 + \left(\frac{\partial\ln V}{\partial L}\Delta_L\right)^2}$$

$$= \left[\left(\frac{2D_1}{D_1^2 - D_2^2}\Delta_{D_1}\right)^2 + \left(\frac{2D_2}{D_1^2 - D_2^2}\Delta_{D_2}\right)^2 + \left(\frac{1}{L}\Delta_L\right)^2\right]^{\frac{1}{2}}$$

例 1-4 用流体静力称衡法测固体密度的公式为 $\rho = \frac{m}{m - m_1}\rho_0$，若测得 $m = (29.05 \pm 0.03)\,\mathrm{g}$，$m_1 = (19.07 \pm 0.03)\,\mathrm{g}$，$\rho_0 = (0.9998 \pm 0.0002)\,\mathrm{g/cm^3}$，分别计算出 ρ 和 Δ_ρ。

解：① 计算 $\bar{\rho} = \frac{\bar{m}}{\bar{m} - \bar{m}_1}\bar{\rho}_0 = \frac{29.05}{29.05 - 19.07} \times 0.9998\,\mathrm{g/cm^3}$

$$= \frac{29.05 \times 0.9998}{9.98}\,\mathrm{g/cm^3} = 2.91\,\mathrm{g/cm^3}$$

② 求不确定度传递公式

$$\ln\rho = \ln m - \ln(m - m_1) + \ln\rho_0$$

$$\frac{\partial\ln\rho}{\partial m} = \frac{1}{m} - \frac{1}{m - m_1} = -\frac{m_1}{m(m - m_1)}$$

$$\frac{\partial\ln\rho}{\partial m_1} = \frac{1}{m - m_1}$$

$$\frac{\partial \ln \rho}{\partial \rho_0} = \frac{1}{\rho_0}$$

$$E_\rho = \frac{\Delta_\rho}{\rho} = \sqrt{\frac{m_1^2}{m^2(m-m_1)^2}\Delta_m^2 + \frac{1}{(m-m_1)^2}\Delta_{m_1}^2 + \frac{1}{\rho_0^2}\Delta_{\rho_0}^2}$$

③ 将 $\Delta_m = 0.03\text{g}$，$\Delta_{m_1} = 0.03\text{g}$，$\Delta_{\rho_0} = 0.0002\text{g/cm}^3$ 代入不确定度传递公式，得

$$E_\rho = \frac{\Delta_\rho}{\rho} = \sqrt{\frac{\overline{m}_1^2}{\overline{m}^2(\overline{m}-\overline{m}_1)^2}\Delta_m^2 + \frac{1}{(\overline{m}-\overline{m}_1)^2}\Delta_{m_1}^2 + \frac{1}{\overline{\rho}_0^2}\Delta_{\rho_0}^2} = 0.34\%$$

$$\Delta_\rho = \overline{\rho}E_\rho = 0.01\text{g/cm}^3$$

$$\rho = \overline{\rho} \pm \Delta_\rho = (2.91 \pm 0.01)\text{g/cm}^3$$

二、不确定度的分配与仪器的合理选配

不确定度传递公式还可以用来分析各直接测量值的不确定度对间接测量结果不确定度影响的大小，从而为合理选用测量仪器和实验方法提供依据。

均分原则：假定各个分不确定度对总不确定度的影响相等，由此得各直接测量量的不确定度，最后确定测量各个直接测量量应选用的仪器。

若要求

$$\frac{\Delta_Y}{Y} = \sqrt{\left(\frac{\partial \ln f}{\partial A}\Delta_A\right)^2 + \left(\frac{\partial \ln f}{\partial B}\Delta_B\right)^2 + \left(\frac{\partial \ln f}{\partial C}\Delta_C\right)^2 + \cdots} \leqslant \eta\%$$

令

$$\left(\frac{\partial \ln f}{\partial A}\Delta_A\right)^2 = \left(\frac{\partial \ln f}{\partial B}\Delta_B\right)^2 = \left(\frac{\partial \ln f}{\partial C}\Delta_C\right)^2 = \cdots \leqslant \frac{(\eta\%)^2}{m}$$

则

$$\left|\frac{\partial \ln f}{\partial A}\Delta_A\right|^2 = \left|\frac{\partial \ln f}{\partial B}\Delta_B\right|^2 = \left|\frac{\partial \ln f}{\partial C}\Delta_C\right|^2 = \cdots \leqslant \frac{\eta\%}{\sqrt{m}}$$

计算出 Δ_A，Δ_B，Δ_C，…后，从最经济角度考虑适合的仪器。

第六节　有效数字

一、有效数字基本概念

在使用仪器进行测量时，仪器的最小刻度称为该仪器的精度。测量的精度取决于所用仪器的精度。例如一个米尺，精度是 1cm，用它进行测量，则可准确

读到厘米，并能估计到 0.1cm；另一米尺，精度是 1mm，那么用它进行测量，可准确读到毫米，估计到 0.1mm。如用这两把尺子测量同一物体的长度，如图 1-3、图 1-4 所示，其结果分别是 $L_1 = 10.2\text{cm}$ 和 $L_2 = 10.23\text{cm}$。

图 1-3　被测物体长为 10.2cm

图 1-4　被测物体长为 10.23cm

对于第一个结果 L_1，数字"10"是准确读出的，"2"是估计出来的。对于第二个测量结果，数字"10"和"2"是准确读出的，"3"是估计的。因此，我们把带有一位估计值（可疑数字）的近似数字叫作有效数字。

在相同条件下，用不同精度的仪器测量同一对象时，仪器的精度越高，测量值的有效数字位数就越多。因此，用有效数字记录的测量值，不仅反映了它的量值的大小，还反映了它的准确程度，这就是有效数字的双重性。

根据有效数字的性质，在记录和处理实验数据时，应注意以下问题：

（1）有效数字和"0"的关系："0"在中间或后面都是有效数字，决不能因为零在最后面而舍去。例如，用米尺测量一物体的长度，它的末端正好落在 10.2cm 的刻度线上，如图 1-5 所示，此时估计值应在"0.00cm"，最末一个"0"是有效数字，不能舍去，测量结果应为 10.20cm。

图 1-5　被测物体长为 10.20cm

（2）有效数字的位数与小数点位置无关。例如，1.504m 和 0.001504km 是同一测量结果，都是四位有效数字。

（3）常数的有效数字可以为无穷多个，在计算时需要几位数字就写几位。对于非整数值常数，如 π、e、$\sqrt{2}$ 等一般应比测量数据多取一位。

（4）当有效数字的数值很大或很小时，可用科学计数法表示成 $K \times 10^n$（n 可正可负）的形式。例如，$0.00305m$ 可写成 $3.05 \times 10^{-3}m$，$30586m$ 可写成 $3.0586 \times 10^4 m$。

二、有效数字运算规则

在实验中大多数遇到的情况是求间接测量的物理量，因而不可避免地要加以各种运算，参加运算的分量可能很多，各分量有效数字的位数多少又不相同，那么运算结果的有效数字位数该怎样确定呢？下面就介绍一种近似计算方法，利用它不仅可以简化计算，而且又不影响结果的准确程度。但应注意：由有效数字的运算结果只能知道运算结果的有效数字中可疑数字在哪一位，而不知道其误差的大小。

有效数字中最后一位是可疑数字，可疑数字是有误差的，所以，可疑数字与准确数字（或可疑数字）的和、差、积、商也是可疑数字，故其运算方法与数学上有所不同，如下例（数字下有"_"者为可疑数字）：

（1）加减法：几个数相加减时，运算结果的最后一位，应保留到尾数位最高的（绝对误差最大）一位可疑数字，其后一位可疑数字可按"舍入法则"处理。

例 1-5

$$
\begin{array}{r}
198.\underline{8} \\
584 \\
+\quad 24.7\underline{0} \\
\hline
807.5\underline{0}
\end{array}
$$

结果取 80$\underline{8}$

例 1-6

$$
\begin{array}{r}
87.5\underline{4} \\
-\quad 0.11\underline{2} \\
\hline
87.42\underline{8}
\end{array}
$$

结果取 87.4$\underline{3}$

（2）乘除法：几个数相乘除时，运算结果的有效数字一般应以各量中包含有效数字的位数最少者为准（特殊情况可多取或少取一位），其后面一位可疑数字可按"舍入法则"处理。运算过程中，各测量值可多保留一位有效数字。

例 1-7

$$
\begin{array}{r}
3.21\underline{0} \\
\times\quad 2.5\underline{0} \\
\hline
000\underline{0} \\
1605\underline{0} \\
642\underline{0} \\
\hline
8.02\underline{5}\underline{0}\underline{0}
\end{array}
$$

结果取 8.02

例 1-8

$$
\begin{array}{r}
7.\underline{7}9\underline{2} \\
12\overline{)93.50\underline{4}} \\
84 \\
\hline
9\underline{5} \\
84 \\
\hline
\underline{1}10 \\
108 \\
\hline
24 \\
24 \\
\hline
0
\end{array}
$$

结果取 7.$\underline{8}$

舍入法则：从第二位可疑数字起，要舍入的数如小于"5"则舍去，如大于"5"则进1。如等于"5"则看前面一位数，前面一位为奇数则进1，使其为偶数；前面一位为偶数（包括零）则舍去后面的可疑数字。

（3）乘方、开方运算：一个数进行乘方、开方运算，其结果的有效数字位数一般与被乘方、开方数的有效数字位数相同。例如，$\sqrt{200} = 14.1$。

（4）由不确定度决定有效数字的原则：函数运算不像四则运算那样简单，而要根据不确定度传递公式计算出函数的不确定度，然后，根据测量结果最后一位数字与不确定度对齐的原则来决定有效数字，称不确定度法。

例 1-9 $A = 3000 \pm 2$，求 $N = \ln A$。

解：先计算 $N = \ln A = \ln 3000 = 8.006\ 367\ 6$（计算器显示），函数 $N = \ln A$ 中只有一个自变量 A，其不确定度为已知。然后计算不确定度

$$\Delta_N = \frac{\partial N}{\partial A}\Delta_A = \frac{\Delta_A}{A} = \frac{2}{3000} = 0.0007$$

结果

$$N = \ln A = 8.0064 \pm 0.0007$$

$$\frac{\Delta_N}{N} = 0.0088\%$$

例 1-10 $\theta = 60.00° \pm 0.03°$，求 $x = \sin\theta$。

解：先计算 $x = \sin\theta = \sin 60.00° = 0.866\ 025\ 4$（计算器显示），然后计算不确定度

$$\Delta_x = \frac{\partial x}{\partial \theta}\Delta_\theta = |\cos\theta|\Delta_\theta = 0.5 \times \left(0.03 \times \frac{2\pi}{360}\right) = 0.0003$$

结果

$$x = 0.8660 \pm 0.0003，\quad \frac{\Delta_x}{x} = 0.035\%$$

例 1-11 已知 $x = 56.7$，$y = \ln x$，求 y。

解：因直接测量值 x 没有标明不确定度，故在直接测量值的最后一位数上取1作为不确定度，即 $\Delta_x \approx 0.1$（至少估计值）。$\Delta_y = \frac{1}{x}\Delta_x = \frac{0.1}{56.7} \approx 0.002$，说明 y 的不确定度位在千分位上，故 $y = \ln 56.7 = 4.038$。

例 1-12 $x = 9°24'$，求 $y = \cos x$。

解：取 $\Delta_x \approx 1' \approx 0.00029$，得 $\Delta_y = (\sin x)\Delta_x = 0.000\ 045\ 7 \approx 0.000\ 05$，结果

$$y = \cos 9°24' = 0.98657$$

第七节 实验数据的记录与处理

实验的结果，不但与测量方法的选择、所用仪器的精度、操作的熟练程度和实验时的细心程度有关，而且还与实验数据的记录有关。原始数据必须填写在预先绘制的表格中，不得随意涂改原始数据。

实验中所得的大量数据，需要进行整理、分析和计算，并从中得到最后的实验结果和寻找实验的规律，这个过程叫实验数据的处理。实验数据的处理方法很多，常用的方法有三种，即列表法处理实验数据、图示法处理实验数据、经验方程法处理实验数据。现分别介绍如下：

一、列表法处理实验数据

（1）数据列表可以简单而明确地表示各量之间的关系，便于检查和及时发现问题，有助于找出有关量之间的规律，求出经验公式。

（2）列表时要简明。要交代清楚表中各符号的意义，并写明单位。表中的数据要正确反映测量结果的有效数字，如为间接测量，还应简要列出公式。

二、图示法处理实验数据

在处理测量结果时，还常用图示法。图示法是将测量的数据标在坐标纸上，形成一组数据点，再把这些点连成光滑的曲线。其优点是能把测量量之间的关系简明地表示出来，并可从曲线中直接求出待测量，它在医学研究中常被使用。绘制曲线时，应注意：

（1）作图时要用坐标纸；

（2）坐标纸的大小及坐标轴的比例，应根据所测得数据的有效数字和结果的需要来确定。坐标轴末端要标明所示量的名称和单位；

（3）每个实验点要用符号在坐标纸上明确表示出来。常用的符号为×、+、·等，其中心与实验点相对应；

（4）曲线不必通过所有点，但要求曲线两侧点的个数近似相等，点到曲线的距离也近似相等。

例 用伏安法测电阻数据如表1-2所示：

表1-2 伏安法测电阻电流电压数据

U/V	1.00	2.00	3.00	4.00	5.00	6.00	7.00	8.00	9.00	10.00
I/mA	2.00	4.01	6.05	7.85	9.70	11.83	13.75	16.02	17.86	19.94

用直角坐标纸作图示于图1-6。

图1-6　*U-I* 曲线

三、经验方程法处理实验数据

把实验结果列成表或绘成图固然可以表示物理规律（物理量之间的关系），但图或表往往不如用函数表示得那样明确和方便，而且函数式在微分、积分上均可给予莫大的帮助。所以，我们希望从实验数据求出经验方程，这也称为方程的回归问题。用回归法处理实验数据的优点，还在于理论严格。在函数形式确定后，结果是唯一的，不会因人而异。如果用作图法处理同样的数据，即使肯定是线性的，不同的工作者给出的直线也会不同，这是作图法不如回归法的地方。

获得经验方程的一般步骤是，首先确定函数形式，然后用实验数据确定经验方程式中的待定常数。

函数形式的确定，一般是根据理论的推断或将实验数据绘成图后，从图的变化趋势推测出来。如果推断物理量 y 和 x 之间的关系是线性的，则把函数形式写成

$$y = ax + b$$

如果推断是指数关系，则写成

$$y = ae^{bx} + c$$

如果函数关系不清楚时，常用多项式来表示，即

$$y = a_0 + a_1 x + a_2 x^2 + a_3 x^3 + \cdots + a_n x^n$$

以上各式中 a，b，c，a_0，a_1，a_2，$\cdots$，a_n 均为常数。有了经验方程，就可用实

19

验数据确定经验方程的待定常数。在普通物理实验中，我们讨论的仅限于一元线性回归问题。

经验方程中的常数项的求法有很多种，主要是根据简便或所需的准确度来选择。最常用的有直线图解法、选点法、平均法和最小二乘法。下面仅介绍用最小二乘法求经验方程中的待定常数。

假设我们要建立变量 x 与 y（如欧姆定律中的电流与电压）的关系。先进行适当次（如 n 次）测量，将结果列成表（见表 1-3）。

表 1-3　变量 x 与 y 数据表

x	x_1	x_2	x_3	$\cdots$	x_n
y	y_1	y_2	y_3	$\cdots$	y_n

将 x 与 y 看作平面上的直角坐标，若在 y 与 x 之间存在线性关系，即 y 是由公式

$$y = ax + b \tag{1-11}$$

所表示的关于 x 的线性函数，因自变量只有 x 一个，故称为一元线性回归。其中 a 与 b 是待定常数。上式还可化为

$$ax + b - y = 0 \tag{1-12}$$

但实际上点 (x, y) 仅近似在直线上，如图 1-7 所示，故上述公式亦近似成立。如果将表 1-3 中取的 x_1，y_1，x_2，y_2，$\cdots$，x_n，y_n 代入式（1-12）中可得方程组

$$\begin{cases} ax_1 + b - y_1 = \varepsilon_1 \\ ax_2 + b - y_2 = \varepsilon_2 \\ \vdots \\ ax_n + b - y_n = \varepsilon_n \end{cases} \tag{1-13}$$

我们的目的是要求 a、b 的值。显然，比较合理的 a 和 b 是使 ε_1，ε_2，$\cdots$，ε_n 的数值都比较小，实际上每次测量的误差都不一样，而且符号也不同，所以只能要求总的误差为最小，即误差的平方和 $\left(\sum\limits_{i=1}^{n} \varepsilon_i^2 \right)$ 为最小。这

图 1-7　推导经验公式示意图

一结果可由高斯定理导出，该方法就是最小二乘法。现介绍如下：

将方程组（1-13）中的各式平方后相加，得

$$(ax_1 + b - y_1)^2 + (ax_2 + b - y_2)^2 + \cdots + (ax_n + b - y_n)^2 = \varepsilon_1^2 + \varepsilon_2^2 + \cdots + \varepsilon_n^2$$

$$= \sum_{i=1}^{n} \varepsilon_i^2$$

若令 $\qquad s = \sum\limits_{i=1}^{n} \varepsilon_i^2$，且令 $\qquad \dfrac{\partial s}{\partial a} = 0,\ \dfrac{\partial s}{\partial b} = 0$

则得

$$
\begin{cases}
x_1(ax_1 + b - y_1) + x_2(ax_2 + b - y_2) + \cdots + x_n(ax_n + b - y_n) = 0 \\
(ax_1 + b - y_1) + (ax_2 + b - y_2) + \cdots + (ax_n + b - y_n) = 0
\end{cases}
$$

整理后可得含 a 与 b 两未知量的方程组

$$
\begin{cases}
a(x_1^2 + x_2^2 + \cdots + x_n^2) + b(x_1 + x_2 + \cdots + x_n) = x_1 y_1 + x_2 y_2 + \cdots + x_n y_n \\
a(x_1 + x_2 + \cdots + x_n) + nb = y_1 + y_2 + \cdots + y_n
\end{cases}
$$

或 $\qquad$
$$
\begin{cases}
a\sum\limits_{i=1}^{n} x_i^2 + b\sum\limits_{i=1}^{n} x_i = \sum\limits_{i=1}^{n} x_i y_i \\
a\sum\limits_{i=1}^{n} x_i + nb = \sum\limits_{i=1}^{n} y_i
\end{cases}
\qquad\qquad (1\text{-}14)
$$

解之得

$$
a = \frac{n\sum\limits_{i=1}^{n} x_i y_i - \sum\limits_{i=1}^{n} x_i \cdot \sum\limits_{i=1}^{n} y_i}{n\sum\limits_{i=1}^{n} x_i^2 - \left(\sum\limits_{i=1}^{n} x_i\right)^2},\quad
b = \frac{\sum\limits_{i=1}^{n} x_i^2 \cdot \sum\limits_{i=1}^{n} y_i - \sum\limits_{i=1}^{n} x_i \cdot \sum\limits_{i=1}^{n} x_i y_i}{n\sum\limits_{i=1}^{n} x_i^2 - \left(\sum\limits_{i=1}^{n} x_i\right)^2}
$$

这就是所谓最小二乘法标准方程组的最后形式，由此求出 a 与 b，然后再把它们代入式（1-11）中，即得到经验方程。

由于多数函数均可通过坐标转换，转变为一元线性函数。例如，函数形式为

$$
y = Ax^B
$$

两边取对数得

$$
\ln y = \ln A + B\ln x
$$

令 $\ln y = y'$，$\ln A = b$，$B = a$，$\ln x = x'$，得

$$
y' = ax' + b
$$

这样就转变成（用新变量表示的）一元线性回归问题了。

同理，函数 $y = AB^x$ 可转化为 $\ln y = \ln A + x\ln B$；

函数 $y = A\mathrm{e}^{mx}$ 可转化为 $\ln y = \ln A + mx$；

函数 $y = \dfrac{x}{A + Bx}$ 可转化为 $\dfrac{1}{y} = \dfrac{A}{x} + B$ 等。

这样，所给的函数均可转化成（用新变量表示的）一元线性回归问题了。因此，一元线性回归应用最广。

对于一组实验数据，通过线性回归所得的方程是否合理，在待定常数确定后，还需要计算一下相关系数 r。对于一元线性回归，r 的定义为

$$r = \frac{\overline{xy} - \overline{x} \cdot \overline{y}}{\sqrt{(\overline{x^2} - \overline{x}^2)(\overline{y^2} - \overline{y}^2)}}$$

式中　　　　　$\overline{x} = \dfrac{\sum\limits_{i=1}^{n} x_i}{n}; \quad \overline{y} = \dfrac{\sum\limits_{i=1}^{n} y_i}{n}; \quad \overline{xy} = \dfrac{\sum\limits_{i=1}^{n} x_i y_i}{n};$

$$\overline{x^2} = \frac{\sum\limits_{i=1}^{n} x_i^2}{n}; \quad \overline{y^2} = \frac{\sum\limits_{i=1}^{n} y_i^2}{n}; \quad \overline{x}^2 = \left(\frac{\sum\limits_{i=1}^{n} x_i}{n}\right)^2; \quad \overline{y}^2 = \left(\frac{\sum\limits_{i=1}^{n} y_i}{n}\right)^2.$$

$|r|$ 的值通常在 $0 \sim 1$ 之间。$|r|$ 的值愈接近 1，说明实验数据愈密集在求得的直线近旁，用线性回归比较合理。相反，如果 $|r|$ 值小于 1，而接近 0 时，则说明实验的数据对求得的直线很分散，即表示用线性回归不妥，必须用其他函数重新试探（详见"回归分析"有关书籍）。

例 1-13　用光电比色计测定 $CuSO_4$ 溶液浓度时，量 x（浓度）与 y（消光度）的测量值与运算结果如表 1-4 所示：

表 1-4　浓度与消光度数据表

次数	x_i	y_i	x_i^2	$x_i y_i$
1	0.200	0.048	0.0400	0.0096
2	0.400	0.090	0.1600	0.0360
3	0.600	0.140	0.3600	0.0840
4	0.800	0.174	0.6400	0.1392
Σ	2.000	0.452	1.2000	0.2688

将表中 $\sum x_i$、$\sum y_i$、$\sum x_i^2$、$\sum x_i y_i$ 的值代入方程组（1-14），得

$$\begin{cases} 1.2000a + 2.000b = 0.2688 \\ 2.000a + 4b = 0.452 \end{cases}$$

解之得

$$a = 0.124, \quad b = 0.006$$

将 a、b 代入经验公式 $y = ax + b$，得

$$y = 0.124x + 0.006$$

第八节　用 Excel 软件进行实验数据处理

Excel 是一款功能较强的电子表格软件，可帮助我们进行处理数据、分析数

据、绘制图表。Excel 软件操作便捷，对于实验数据的处理非常方便。下面简单介绍其在实验数据处理中的一些基本方法。

一、启动 Excel

单击"开始"按钮，选择"程序"。在"程序"菜单上单击"Microsoft Excel"。启动 Excel 成功后，Excel 的应用窗口的界面便出现在屏幕上，如图 1-8 所示。

图 1-8　Excel 的应用窗口界面

二、工作表、工作簿、单元格、表格区域等概念

1. 工作表

启动 Excel 后，系统将打开一个空白的工作表。工作表有 256 列，用字母 A，B，C，…命名；有 65536 行，用数字 1，2，3，…命名。

2. 工作簿

一个 Excel 文件称为一个工作簿，一个新工作簿最初有 3 个工作表，标识为 Sheet1、Sheet2、Sheet3，若标签为白色即为当前工作表，单击其他标签即可成为当前工作表。

3. 单元格

工作表中行与列交叉的小方格称为单元格，Excel 中的单元格地址来自于它所在的行和列的地址，如第 C 列和第 3 行的交叉处是单元格 C3，单元格地址称

为单元格引用。单击一个单元格就可以使它变为活动单元格（即当前单元格），它是输入以及编辑数据和公式的地方。

4. 表格区域

表格区域是指工作表中的若干个单元格组成的矩形块。

指定区域：用表格区域矩形块中的左上角和右下角的单元格坐标来表示，中间用"："隔开。如："A3：E6"为相对区域，"＄A＄3：＄E＄6"为绝对区域，"＄A3：E6"或"A＄3：E＄6"为混合区域。

三、工作表中内容的输入

1. 输入文本

文本可以是数字、空格和非数字字符的组合，如"1234""12ab""中国"等，单击需输入的单元格，输入后，按←、→、↑、↓或回车键来结束。

2. 输入数字

在 Excel 中的数字或运算符只可以为下列字符：

$0,1,2,3,4,5,6,7,8,9,+,-,(\ ),/,\%,E$。

输入负数：在数字前冠以减号（–），或将其置于括号中。

输入分数：要先输入"0"，再按空格键，最后输入分数，如输入"0 1/2"。

当数字长度超出单元格宽度时，以科学计数的形式（7.89E+08）表示。

3. 输入公式

单击活动的单元格，先输入等号"＝"，表示此时对单元格的输入内容是一个公式，然后在等号后面输入具体的公式内容即可。例如：

"＝55＋B5"　　　　　　　　表示 55 与单元格 B5 的数值的和；

"＝4＊B5"　　　　　　　　　表示 4 乘单元格 B5 的数值的积；

"＝B4＋B5"　　　　　　　　表示单元格 B4 与 B5 的数值的和；

"＝SUM(A1：A6)"　　　　　表示区域 A1 到 A6 所有数值的求和。

4. 输入函数

Excel 包含许多预定义的或称内置的公式，称它们为函数。在常用的工具栏中单击"f_x"，打开对话框（见图 1-9）选择函数进行简单的计算，或将函数组合后进行复杂的运算；还可以在单元格里直接输入函数进行计算。在实验中用其进行数据处理非常方便，现介绍一部分函数以供参考。

● 求和函数 SUM

功能：返回参数表中所有参数的和。

例如："＝SUM(B1,B2,B3)"或"＝SUM(B1:B3)"，求 B1、B2、B3 的和。

● 求平均函数 AVERAGE

功能：返回参数表中所有参数的平均值。

图1-9　"插入函数"对话框

例如："= AVERAGE(B1：B3)"，求 B1、B2、B3 的平均值。

- 求最大值函数 MAX

功能：返回一组参数中的最大值。

例如："= MAX(B1：B3)"，求 B1、B2、B3 中的最大值。

- 求最小值函数 MIN

功能：返回一组参数中的最小值。

例如："= MIN(B1：B3)"，求 B1、B2、B3 中的最小值。

- 求标准偏差 STDEV

功能：估算基于给定样本的标准偏差 S。

例如："= STDEV(B1：B5)"，求 B1、B2、B3、B4、B5 的标准偏差 S。

- 计数函数 COUNT

功能：计算参数表中的数字参数和包含数字的单元格的个数。

- t 分布函数 TINV

功能：返回给定自由度和双尾概率的 t 分布的区间点。

- 直线方程的斜率函数 SLOPE

功能：返回经过给定数据点的线性回归拟合直线方程的斜率。

- 直线方程的截距函数 INTERCEPT

功能：返回线性回归拟合直线方程的截距。

- 直线方程的预测值函数 FORECAST

功能：通过一条线性回归拟合直线返回一个预测值。

- 取整函数 INT

功能：将数值向下取整为最接近的整数。

- 近似函数

ROUND　按指定的位数对数值四舍五入。

ROUNDDOWN　按指定的位数向下舍入数字。

ROUNDUP　按指定的位数向上舍入数字。

● 部分数学函数

SIN(正弦)，COS(余弦)，TAN(正切)，SQRT(平方根)，POWER(乘幂)，LN(自然对数)，LOG10(常用对数)，EXP(e 的乘幂)，DEGREES(弧度转角度)，RADIANS(角度转弧度)，PI(π 值)，MINVERSE(求逆矩阵，即 $K \to K^{-1}$)，MMULT(两矩阵的乘积)

函数的输入方法：

(1) 单击将要在其中输入公式的单元格；

(2) 单击工具栏中"f_x"；或由菜单栏"插入"中的"f_x 函数（F)…"进入；

(3) 在弹出的"选择函数"对话框中选择需要的函数；

(4) 单击"确定"按钮在弹出的函数对话框中按要求输入内容；

(5) 单击"确定"按钮得到运算结果。

四、图表功能

Excel 的图表功能为实验数据的作图、拟合直线、拟合曲线、拟合方程以及求相关系数等带来了极大的方便。其操作步骤如下：

(1) 选定数据表中包含所需数据的所有单元格；

(2) 单击工具栏中的█，或单击菜单栏中的"插入（I)"，选定"█图表(H)…"栏，进入"图表类型"的对话框（见图 1-10)，选出希望得到的图表

图 1-10　"图表类型"对话框

类型，如"XY 散点图"，再单击"下一步"按钮，按其要求完成本对话框内容的输入，最后单击"完成"按钮，便可得到图表；

（3）选中图表，选择"图表"主菜单，单击"添加趋势线"命令；

（4）单击"类型"选项卡，选择"线性"等类型中的一个；

（5）单击"类型"选项卡，可选中"显示公式""显示 R 平方值"等复选框，再单击"确定"按钮便可得到拟合直线或曲线、拟合方程和相关系数 R 平方的数值。

五、线性回归分析

线性回归法处理实验数据是实验数据处理中的重要方法之一，但其计算工作量较大，而在 Excel 中很容易实现线性回归分析。由 Excel 的窗口界面菜单中的"工具"栏进入"数据分析（D）…"（如果没有"数据分析（D）…"，则在"工具"栏菜单中，单击"加载宏"命令，选中"分析工具库"复选框）；在弹出的对话框中选中"回归"，即进入"回归"的对话框（见图 1-11）。在"回归"的对话框中输入 X、Y 值数据所在的单元格区域，以及输出区域的位置和其他的一些选项后单击"确定"按钮就可完成线性回归分析的计算工作。

图 1-11 "回归"对话框

Excel 的数据处理功能非常强大，以上只介绍了其中很少的一部分功能，以便在实验数据处理中提供方便。

【思考题】

1. 指出下列各量是几位有效数字：

9.8，1.0070，0.3010，9.400×10^4

2. 改正：

（1） $L = (5.600 \pm 0.2) \text{cm}$

（2） $2.8\text{g} = 2800\text{mg}$

（3） $D = (10.625 \pm 0.257) \text{cm}$

3. 按有效数字运算法则计算下列各式：

（1） $98.35 + 1.065 =$

（2） $4.862 \times 6.3 \times 0.002 =$

（3） $0.003/1000 =$

（4） $\dfrac{12.65 - 8.75}{13.50 - 8.75} =$

4. 一个铅圆柱体，测得直径 $d = (2.04 \pm 0.01) \text{cm}$，高度 $h = (4.12 \pm 0.01) \text{cm}$，质量 $m = (149.18 \pm 0.05) \text{g}$。求铅的密度 ρ，并用不确定度评定测量结果。

【附录】 袖珍计算器的使用

袖珍型计算器是一种简易方便的计算工具，型号很多，但基本用法类似，现以 CASIO fx-82super（见图 1-12）为例介绍常用的功能键和使用方法。

图 1-12 计算器面板

1. 开关键：按［AC］键，打开电源，按［OFF］键关闭电源，开机后数码屏上显示"0"字。

2. 清"0"键［AC］：按［AC］键后，数码屏上的数字全部清为零。

3. 各种状态：使用计算器时，可配合计算需要，选用各种状态（见表1-5）。

表1-5　计算器各种状态

应　　用	键操作	状态名
标准偏差计算	［MODE］［·］	SD
普通计算	［MODE］［0］	COMP
以度为角度单位的计算	［MODE］［4］	DEG
以弧度为角度单位的计算	［MODE］［5］	RAD
以梯度为角度单位的计算	［MODE］［6］	GRA
小数位数设定	［MODE］［7］	FIX
有效位数设定	［MODE］［8］	SCI
取消小数位数与有效位数设定	［MODE］［9］	NORM

注：指示符在显示屏中显示，表示现在设定的状态；无指示符显示时表示 COMP 状态。

4. 错误信息"E"：当使用功能键错误或计算错误时，显示屏上呈现错误信息，溢出符号"E"。

5. 第一功能键：开机后直接按面板上的"＋""－""×""÷"等符号或数字键时，即能进行一般运算。该机器按先乘除后加减的法则运算，有些机器则不同，按一般代数式先后次序运算。

（1）四则运算

$7 \times 8 - 4 \times 5 = 7[\times]8[-]4[\times]5[=]$　　　显示 36

（2）平方运算和立方运算

$1.7^2 = 1.7[\times][\times][=]$　　　显示 2.89

$1.7^3 = 1.7[\text{SHIFT}][x^y]3[=]$　　　显示 4.913

（3）分数运算

$$4\frac{5}{6}\left(3\frac{1}{4}+1\frac{2}{3}\right)\div 7\frac{8}{9}$$

$$=4\left[a\frac{b}{c}\right]5\left[a\frac{b}{c}\right]6[\times][((\cdots]3\left[a\frac{b}{c}\right]1\left[a\frac{b}{c}\right]4[+]1\left[a\frac{b}{c}\right]2\left[a\frac{b}{c}\right]3[\cdots)))][\div]$$

$$7\left[a\frac{b}{c}\right]8\left[a\frac{b}{c}\right]9[=]$$

显示 3⌐7⌐568 按 $\left[a\frac{b}{c}\right]$　　　显示 3.012323944

（4）对数运算

$\log 1.23 = 1.23[\log]$　　　显示 0.089905111

$\ln 90 = 90[\ln]$　　　显示 4.49980967

（5）三角函数的运算

计算三角函数时，所用角度单位有弧度、度数、梯度三种。

用弧度单位时三角函数的计算：按［MODE］［5］，显示 RAD，可作有关弧度方面的三角函数的运算。

如求 $\sin\left(\dfrac{\pi}{6}\right)$ 的值：［π］［÷］6［＝］　显示 0.523598775

按［sin］　显示 0.5

用度数单位时三角函数的计算：按［MODE］［4］，显示 DEG。

如求 $\cos 63°52'41''$ 按 63［°′″］52［°′″］41［°′″］　显示 63.87805556

按［cos］　显示 0.440283084

用梯度单位时三角函数的计算：按［MODE］［6］，显示 GRA（一圆周为 400 梯度）。

6. 转换功能键［SHIFT］可用面板上黄色的各种功能键如 10^x、arccos 等。

如求 $\arcsin\dfrac{1}{2}$，在 DEG 状态下，再按 $\dfrac{1}{2}$，再按［SHIFT］［$\sin^{-1}$］　显示 30

7. 统计计算功能键［SD］：按［MODE］［·］显示 SD，即可用面板上蓝色标记的各种功能键，如 $\sum x$、$\bar{x}$ 等。

第二章

基础物理实验

<<<<<

实验2-1　基本测量

【实验目的】

1. 了解游标卡尺、外径千分尺的结构及原理。
2. 学会并熟练掌握它们的使用方法。
3. 进一步熟悉和巩固误差和有效数字的概念。

【实验器材】

游标卡尺、外径千分尺（也叫螺旋测微器）、金属圆筒、金属球。

【实验原理】

　　长度是一个基本物理量，许多其他的物理量也常常化为长度进行测量，许多测量仪器的长度或角度等读数部分也常常用米尺刻度或根据游标、外径千分尺等原理制成。在实验室中常用的长度测量仪器有米尺、游标卡尺和外径千分尺等。通常用量程和分度值表示这些仪器的规格。量程是测量范围，分度值是仪器的精密程度。一般来说，分度值越小，仪器越精密，仪器本身的"允许误差"（尺寸偏差）相应也越小。

　　1. 游标卡尺的构造和游标原理

　　游标卡尺的外形如图 2-1-1 所示，它是由尺身（俗称主尺）D 和游标（俗称副尺）E 所组成的。测量爪（亦称测脚）A、A′固定在尺身上，B、B′与游标连在一起。深度尺（俗称尾尺）C 也与游标连在一起，游标可沿尺身滑动。制动螺钉 F 用来固定游标。测量爪 A、B（俗称外量爪、外卡或钳口）用来测量物体的外部尺寸；测量爪 A′、B′（俗称内量爪、内卡或刀口）用来测量物体的内部长度；深度尺 C 用来测量深度。它们的读数值都是由游标的 0 线与尺身的 0 线之间的距离表示出来的。

　　根据游标分度值的不同，常用的游标卡尺有 50 分度、20 分度和 10 分度等

图 2-1-1 游标卡尺

规格。

游标原理：普通米尺最小的刻度是毫米，即它的分度值是 1mm。假如用它度量某一物体的长度，我们只能准确读到毫米，毫米以下的数字就要估计。为了能够更准确地读出毫米的十分之几，在米尺旁再附加一个能够滑动的、有刻度的游标，而原来的米尺就叫尺身。

游标卡尺

常用的游标卡尺的设计：游标上 m 个分度的总长，正好与尺身上 $(m-1)$ 个最小分度的总长相等。设尺身上最小分度为 y（1mm），游标上最小分度为 x（小于 1mm）则有

$$mx = (m-1)y$$
$$mx = my - y$$
$$m(y-x) = y$$

令 $\Delta x = y - x$，即尺身上最小分度与游标上最小分度相差的毫米数，则 $\Delta x = y - x = \dfrac{y}{m}$，$\Delta x$ 称为游标卡尺的分度值（俗称精度）。

以 50 分度游标卡尺为例，游标上有 $m = 50$ 格，其总长与尺身上 $(m-1) = 49$ 格的总长相等，如图 2-1-2 所示。

图 2-1-2 游标原理

这样有
$$50x = (50 - 1)\,\text{mm}$$
$$x = \frac{49}{50}\,\text{mm}$$

$\Delta x = 1 - x = \frac{1}{50}\,\text{mm} = 0.02\,\text{mm}$，即 50 分度游标卡尺的分度值为 0.02 mm。

利用游标卡尺测量物体的长度时，把物体放于测量爪之间，这时游标向右移动，设游标的 0 线移至尺身 K 刻度与 $K + 1$ 刻度之间，如图 2-1-3 所示。

图 2-1-3　用游标卡尺测量物体的长度

显而易见，物体长度为
$$L = Ky + \Delta L$$

从图可见
$$\Delta L = ny - nx$$

$$\Delta L = n(y - x) = n\Delta x = n\frac{y}{m}$$

$$L = Ky + n\frac{y}{m}$$

可见，一物体的长度，借助游标来测量，等于尺身整数分度读数（Ky），加上游标卡尺的分度值（y/m）与游标上和尺身某一刻度重合的刻度格数（n）的乘积。图 2-1-3 所示被测物体的长度为

$$
\begin{aligned}
L &= Ky + n\frac{y}{m} \\
&= 11 \times 1\,\text{mm} + 20 \times 0.02\,\text{mm} \\
&= 11\,\text{mm} + 0.40\,\text{mm} \\
&= 11.40\,\text{mm}
\end{aligned}
$$

这里需要说明的是，用游标卡尺读数时，仔细看来，在一般情况下很可能游标上的任何一条线都不与尺身上的某一线完全对齐。通常就认为一对最相近的线是对齐的。这样就可能最多有半个分度值（对于 50 分度的游标卡尺来说是 0.01 mm）的估读误差。根据仪器读数的有效数字的规定，读数的最后一位应是

可疑数字。因此，50 分度游标卡尺的读数应读到毫米的百分位上，例如 0.28mm、4.42mm 等。

对于 20 分度游标卡尺来说，$m = 20$，即将尺身上的 19mm 等分为游标上的 20 格，这样它的分度值为

$$\Delta x = 1 - \frac{19}{20} = 0.05 \text{mm}$$

估读误差最大为 $\frac{1}{2} \times 0.05 \text{mm} \approx 0.02 \sim 0.03 \text{mm}$，也在毫米的百分位上，因此，读数也应读到毫米的百分位上，例如 0.20mm、3.45mm、8.60mm 等。

对于 10 分度游标卡尺来说，$m = 10$，即将尺身上的 9mm 等分为游标上的 10 格。这样它的分度值为 $\frac{1}{10} = 0.1 \text{mm}$。估读误差最大为 $\frac{1}{2} \times 0.1 \text{mm} = 0.05 \text{mm}$，因此，10 分度游标卡尺的读数也应该读到毫米的百分位上，例如 0.30mm、9.80mm、12.50mm 等。

另外，还有一种游标卡尺，称为扩展式游标卡尺。现以 20 分度扩展式游标卡尺为例来说明。若游标上 20 等分格的长度与尺身上 39 格（39mm）的长度相等，如图 2-1-4 所示，即

图 2-1-4   20 分度扩展式游标卡尺

$$20x = (40 - 1)y$$

若令扩展式游标卡尺的分度值 $\Delta x = 2y - x$，则 $\Delta x = 2 \times 1 - \frac{39}{20} = 0.05 \text{mm}$。在这种情况下，尺身上的两格与游标上的一格相当。

利用扩展式游标卡尺测量物体长度时，所用公式仍为

$$L = Ky + n\Delta x$$

式中，n 为游标上第 n 条线与尺身上某一条线重合的格数；Δx 为该游标卡尺的分度值，且 $\Delta x = 2y - x$。

扩展式游标卡尺的优点是，游标上的分格比较宽松，便于读数。

使用游标卡尺时，可一手拿被测物体，另一手持尺，如图 2-1-5 所示。要特别注意保护测量爪不被磨损。使用时轻轻把物体卡住即可读数，不允许用来测量粗糙的物体，并切忌将被夹紧的物体在测量爪内挪动。

图 2-1-5　游标卡尺的握法

2. 外径千分尺的构造和原理

外径千分尺是比游标卡尺更精密的测长仪器，常用来测量薄板的厚度、金属丝及小球的直径等。外径千分尺的结构如图 2-1-6 所示。

图 2-1-6　外径千分尺

外径千分尺

外径千分尺的尺架 ABO 为一 U 形框。固定套管 CD 内有螺纹，它的螺距（即相邻两螺线沿轴线的距离）通常为 0.5mm，CD 外侧刻有每格为 0.5mm 的刻度。测微螺杆 H 穿过 CD 与微分筒 E 相连。微分筒口的边缘通常分成 50 等份，转动螺旋头 F，可将测定物体夹持在 A、H 之间。新式的外径千分尺备有棘轮 G，转动棘轮至某一程度，如物体已被夹紧时将咯咯作响，可以消除因钳口对被测量物体压紧程度不一致而造成的误差，同时可以避免损坏被测物体和螺纹。

当钳口 A、H 接触时，则微分筒 E 左端边缘应落在标尺 CD 的零线上，而且微分筒的零线也应正对标尺 CD 的横线。每当螺旋头 F 旋转一整圈时，则微分筒将在标尺 CD 上移动一个分度（通常为 0.5mm），因此，微分筒每转动一小格，则在标尺上移动的距离为

$$\frac{0.5\text{mm}}{50\ \text{格}} = \frac{0.01\text{mm}}{\text{格}}$$

例如，要测定一小球的直径，可将它贴附在钳口上，先转动螺旋头 F，使测微螺杆接近小球，然后转动棘轮 G，使 H 与小球接触直到听到咯咯声时为止。读数时先在标尺 CD 上读出 0.5mm 以上的读数，再加上标尺 CD 上横线正对微分筒 E 上的毫米数，如图 2-1-6 所示。微分筒 E 的边缘位于标尺 CD 的 3.0mm 和 3.5mm 之间，而标尺 CD 的横线正对微分筒 E 上第 30 和 31 条分度线的中间，则小球的直径为

3.0mm + 30.5 格 ×0.01mm/格 = 3.0mm + 0.305mm = 3.305mm

又如图 2-1-7 所示，微分筒 E 的边缘位于标尺 CD 的 3.5mm 和 4.0mm 之间，而标尺 CD 的横线正对微分筒 E 上第 30 和 31 条分度线的中间，则小球的直径为

3.5mm + 30.5 格 ×0.01mm/格 = 3.5mm + 0.305mm = 3.805mm

以上两例中的最后一位数（0.005），由估计得来。

读数时应特别注意活动微分筒上的读数是否过 0，过 0 则加 0.5，不过 0 则不能加 0.5。如图 2-1-8 所示，虽然 5.5mm 的刻线已经可以看到，但活动套筒上的读数尚未过 0，因此读数应为 5.0mm + 0.474mm = 5.474mm，而非 5.5mm + 0.474mm = 5.974mm。

图 2-1-7　外径千分尺的刻度　　　　图 2-1-8　外径千分尺读数

外径千分尺钳口 A、H 接触时，标尺横线与微分筒零线可能不重合。测量物体时，必须事先检查，予以校准或读出零点读数。零点读数有正有负：微分筒 E 上的零线在标尺 CD 横线的上方，零点读数应为负值；微分筒 E 上的零线在标尺 CD 横线的下方，零点读数应为正值，如图 2-1-9 所示。测量时读数减去零点读数才是被测物体的实际测量长度。在以后使用各种仪器时，通常都要进行零点校正。

0.000mm　　　　　−0.035mm　　　　　+0.027mm

图 2-1-9　零点读数

【注意事项】

1. 读数时要尽量避免视差。

2. 使用游标卡尺测量待测物体的外径时不能夹得太紧，以免损坏仪器和影响测量的准确程度。当用外径千分尺测量时，一定要使用棘轮固定物体，夹持物体的松紧程度以转动棘轮旋柄听到"咯、咯"两三声为宜。

3. 外径千分尺用毕，钳口处应稍留空隙，以免热膨胀时测砧和测微螺杆过分顶紧而损伤螺纹。

4. 在处理数据时要注意有效数字和误差相关概念的正确使用。

【实验步骤】

1. 用游标卡尺测量圆筒的外径、内径和深度，在不同的位置测量 5 次，填入表 2-1-1 中，并写出标准表达式。

2. 用外径千分尺测量小球的直径 d，在不同的位置测量 5 次，每次测量前都要进行零点校正（即每次测量都有一个相应的零点读数），将测量结果填入表 2-1-2 中，计算小球体积的相对误差及绝对误差，并写出标准表达式。

【实验数据记录与处理】

1. 写出圆筒的外径、内径和深度的标准表达式。

表 2-1-1　游标卡尺测量圆筒尺寸　　　　　（单位：mm）

次数＼项目	外径 D	$\lvert D_i - \overline{D} \rvert$	内径 d	$\lvert d_i - \overline{d} \rvert$	深度 h	$\lvert h_i - \overline{h} \rvert$
1						
2						
3						
4						
5						
平均值	$\overline{D} =$		$\overline{d} =$		$\overline{h} =$	

计算 A 类分量 $\left(\Delta_A = \sqrt{\dfrac{\sum\limits_{i=1}^{n} (x_i - \overline{x})^2}{n(n-1)}} \right)$

$\Delta_A(D) = \underline{\hspace{2cm}}$ mm；$\Delta_A(d) = \underline{\hspace{2cm}}$ mm；$\Delta_A(h) = \underline{\hspace{2cm}}$ mm

计算 B 类分量 $\left(\Delta_B = \dfrac{\Delta_仪}{\sqrt{3}} \right)$

$\Delta_B(D) = $ _____ mm；$\Delta_B(d) = $ _____ mm；$\Delta_B(h) = $ _____ mm

合成不确定度$\left(\Delta = \sqrt{\Delta_A^2 + \Delta_B^2}\right)$

$\Delta_D = $ _____ mm；$\Delta_d = $ _____ mm；$\Delta_h = $ _____ mm

圆筒的外径 $\overline{D} \pm \Delta_D = ($ _____ $\pm$ _____ $)$ mm

圆筒的内径 $\overline{d} \pm \Delta_d = ($ _____ $\pm$ _____ $)$ mm

圆筒的深度 $\overline{h} \pm \Delta_h = ($ _____ $\pm$ _____ $)$ mm

2. 计算小球体积的相对不确定度、绝对不确定度，并写出标准表达式

表2-1-2 外径千分尺测量小球直径 （单位：mm）

次数 ＼ 项目	零点读数	测量时读数	测量值	$\lvert D_i - \overline{D} \rvert$
1				
2				
3				
4				
5				
平均值			$\overline{D} =$	

计算 A 类分量 $\Delta_A(D) = $ _____ mm

计算 B 类分量 $\Delta_B(D) = $ _____ mm

合成不确定度 $\Delta_D = $ _____ mm

$\overline{D} \pm \Delta_D = ($ _____ $\pm$ _____ $)$ mm

按有效数字运算规则计算小球体积的近真值

$$\overline{V} = \frac{\pi}{6}\overline{D}^3 = \underline{\hspace{3cm}}\ mm^3$$

计算小球体积的相对不确定度、绝对不确定度，并写出小球体积的标准表达式：

$$\frac{\Delta_V}{\overline{V}} = 3\frac{\Delta_D}{\overline{D}} = \underline{\hspace{2cm}}；\Delta_V = \underline{\hspace{1.5cm}}\ mm^3$$

$$V = (\underline{\hspace{2cm}} \pm \underline{\hspace{1.5cm}})\ mm^3$$

【思考题】

1. 对于图2-1-10所示的零点误差，若游标尺的读数为47.4mm，则物体的实际长度为多少？

2. 读出图2-1-11中10分度游标卡尺的读数。

3. 在许多测角仪器中，为了提高测量的精度而装置一种弧形游标，其原理与

图 2-1-10 零点误差

前述直线游标完全相同，如尺身上每小格为 1°（60′），把尺身上 19 格分成 20 等份刻在弧形游标上，如图 2-1-12 所示。在测量角度时，游标上"0"线以前的读数是"132°"，游标上第 8 条线与尺身某线重合，求此角度的大小（以度表示）。

图 2-1-11 10 分度游标卡尺

图 2-1-12 弧游标

4. 一个弧游标，尺身 29°（29 分格）对应于游标 30 个分格，问这个游标的分度值是多少？读数应读到哪一位上？

5. 试确定下列几种游标卡尺的分度值。

游标分格数	10	10	20	20	50
与游标分格数对应的尺身的读数/mm	9	19	19	39	49
分度值/mm					

6. 游标卡尺的工作原理是什么？公式 $L = Ky + n\left(\dfrac{y}{m}\right) = Ky + n\Delta x$ 中各项的物理意义是什么？

7. 50 分度、20 分度、10 分度的游标卡尺的分度值各是多少？其读数的有效数字应保留到哪一位？

8. 应怎样握持游标卡尺？

9. 外径千分尺的工作原理是什么？外径千分尺的最小分格是多少？

10. 如何确定外径千分尺零点读数的正与负？

11. 使用外径千分尺时应注意哪些问题？

实验 2-2 用力敏传感器测量物体的密度

【实验目的】

1. 掌握用流体静力称衡法测量不规则物体的密度和液体密度。
2. 了解硅压阻式力敏传感器的构造和使用方法。

【实验器材】

硅压阻式力敏传感器、数字电压表。

【实验原理】

一、力敏传感器

物体密度的测量是力学实验中的一个基本实验，通常采用静力称衡法进行测量。现在，力敏传感器在物理实验中已经得到较为广泛的应用。硅压阻式力敏传感器是由弹性梁和贴在梁上的传感器芯片组成，如图 2-2-1 所示，该芯片由 4 个扩散电阻集成一个微型的惠斯通电桥。当外界拉力作用于梁上时，在拉力的作用下，梁产生弯曲，硅压阻式力敏传感器受力的作用，电桥失去平衡，有电压输出，输出电压与所加外力呈线性关系，即

$$\Delta U = BF \tag{2-2-1}$$

式中，F 为所加外力；ΔU 为相应的电压改变量；B 为力敏传感器的灵敏度。

图 2-2-1 硅压阻式力敏传感器结构图

力敏传感器测
物体密度

二、固体密度的测量

设待测物的质量为 m_1，且不溶于水，用一悬丝把待测物固定在力敏传感器的挂钩上，此时传感器受到的拉力 $F_1 = m_1 g$ 和输出电压 U_1 成正比，即

$$U_1 = BF_1 \tag{2-2-2}$$

将待测物体悬吊在水中，此时传感器受到的拉力 F_2 和输出电压 U_2 成正比，即

$$U_2 = BF_2 \tag{2-2-3}$$

则物体在水中所受到的浮力为

$$F_{浮} = F_1 - F_2 = \frac{1}{B}(U_1 - U_2) \qquad (2\text{-}2\text{-}4)$$

又设水在当时温度下的密度为 ρ_w，物体的体积为 V，依据阿基米德定律有

$$\rho_w g V = F_{浮} \qquad (2\text{-}2\text{-}5)$$

式中，g 为当地重力加速度。由上式得

$$V = \frac{F_{浮}}{\rho_w g} \qquad (2\text{-}2\text{-}6)$$

则物体的密度为

$$\rho = \frac{m_1}{V} = \frac{U_1}{U_1 - U_2} \rho_w \qquad (2\text{-}2\text{-}7)$$

三、液体密度的测量

测量液体的密度必须借助于不溶于水并且和被测液体不发生化学反应的物体，用一悬丝把质量为 m_1 物体固定在力敏传感器的挂钩上，同样有 $U_1 = BF_1$，且 $F_1 = m_1 g$；悬吊在被测液体中有 $U_2 = BF_2$，且 $F_2 = m_2 g$；悬吊在水中有 $U_3 = BF_3$，且 $F_3 = m_3 g$，由此可得被测液体的密度为

$$\rho = \frac{m_1 - m_2}{m_1 - m_3} \rho_w = \frac{U_1 - U_2}{U_1 - U_3} \rho_w \qquad (2\text{-}2\text{-}8)$$

【实验装置】

实验装置如图 2-2-2 所示。

图 2-2-2　实验装置图

【实验步骤】

一、力敏传感器定标

将传感器的固定杆安装在立柱上，调节固定杆，使传感器弹簧片与竖直方向垂直。接通电源和数字电压表，预热 15min 后，挂上砝码盘，对数字电压表进行调零。将定标用的标准质量块依次加在砝码盘中，并依次从数字电压表上读出对应的电压输出值，对 $U = a + B'm$ 进行线性拟合，其中 $B' = Bg$，用最小二乘法求得力敏传感器的灵敏度 B' 及相关系数 r。

二、固体密度的测量

在烧杯中盛入纯水并安放在升降台上，将数字电压表调零，用一悬丝把待测物体挂在力敏传感器的挂钩上，读出电压表的读数 U_1。逆时针转动升降台下的大螺母，使烧杯上升，当待测物体全部浸入水中时，读出电压表读数 U_2。重复测量取平均值。用温度计测量烧杯中水的温度，查表得 ρ_w 的值，将测量结果代入式（2-2-7）中可得待测固体的密度。

三、液体的密度的测量

选不溶于水也不溶于待测液体的物体，将其悬挂在力敏传感器的挂钩上，读出数字电压表的读数 U_1，上升升降台，使该物体全部浸入水中，读出数字电压表读数 U_3，再将该物体全部浸入待测液体，读出数字电压表读数 U_2。重复测量取平均值。用温度计测量烧杯中水的温度，查表得 ρ_w 的值，将测量结果代入式（2-2-8）中可得待测液体的密度。

【实验数据记录与处理】

一、力敏传感器定标

在力敏传感器的砝码盘中，依次加入 500mg 的砝码，测出相应的电压输出值，实验数据记入表 2-2-1 中。

表 2-2-1　力敏传感器定标

m/g	0.500	1.000	1.500	2.000	2.500	3.000
U/mV						

用最小二乘法进行直线拟合，得传感器灵敏度 $B' = $ _____ mV/g，线性相关系数 $r = $ _____ 。

二、测定固体的密度

待测固体为铜片，纯水的温度 $T = $ _____ ℃，查表得 $\rho_w = $ _____ g/cm³，输出电压 U_1、U_2 见表 2-2-2。

表 2-2-2　固体密度测量数据

序　号	U_1/mV	U_2/mV
1		
2		
3		
平均		

将数据代入式（2-2-7），得固体密度 $\rho_{\mathrm{Cu}} = $ _____ g/cm^3。

三、待测液体密度

待测液体为酒精，水的温度为_____℃，酒精的温度为_____℃，U_1、U_2、U_3 的测量数据见表 2-2-3。

表 2-2-3　液体密度测量数据

序　号	U_1/mV	U_2/mV	U_3/mV
1			
2			
3			
平均			

将数据代入式（2-2-8），得酒精密度 $\rho_{酒精} = $ _____ g/cm^3。

【思考题】

1. 压力传感器是怎样将压力转换为电压输出的？
2. 什么是传感器的灵敏度？由测量结果可见，它与什么有关？

【附录】

表 2-2-4　在 20℃时常用固体与液体密度

物　　质	密度 $\rho/(\mathrm{kg \cdot m^{-3}})$	物　　质	密度 $\rho/(\mathrm{kg \cdot m^{-3}})$
铝	2698.9	水晶玻璃	2900～3000
铜	8960	窗玻璃	2400～2700
铁	7874	冰(0℃)	880～920
银	10500	甲醇	792
金	19320	乙醇	789.4
钨	19300	乙醚	714
铂	21450	汽车用汽油	710～720
铅	11350	氟利昂-12	1329
锡	7298	（氟氯烷-12）	
汞(俗称水银)	13546.2	变压器油	840～890
钢	7600～7900	甘油	1260
石英	2500～2800	蜂蜜	1435

表 2-2-5　水在标准大气压下不同温度的不同密度

温度 $t/℃$	密度 $\rho/(kg \cdot m^{-3})$	温度 $t/℃$	密度 $\rho/(kg \cdot m^{-3})$	温度 $t/℃$	密度 $\rho/(kg \cdot m^{-3})$
0	999.841	17	998.774	34	994.371
1	999.900	18	998.595	35	994.031
2	999.941	19	998.405	36	993.68
3	999.965	20	998.203	37	993.33
4	999.973	21	997.992	38	992.96
5	999.965	22	997.770	39	992.59
6	999.941	23	997.538	40	992.21
7	999.902	24	997.296	41	991.83
8	999.849	25	997.044	42	991.44
9	999.781	26	996.783	50	988.04
10	999.700	27	996.512	60	983.21
11	999.605	28	996.232	70	977.78
12	999.498	29	995.944	80	971.80
13	999.377	30	995.646	90	965.31
14	999.244	31	995.340	100	958.35
15	999.099	32	995.025		
16	998.943	33	994.702		

实验2-3 身高体重的回归分析

【实验目的】

1. 了解回归分析的意义。
2. 学习 Excel 软件。

【实验器材】

体重计、计算机。

【实验原理】

人们通过实验得到数据，然后就要对数据进行有效的整理和计算。对人体进行测量后，获得了来自人体的某些参数（身高、体重），要建立它们之间的经验公式，以便更好地掌握其内在的关系。在医学和生物学中，我们所能做的是在大量的实验和观察中，寻找随机性背后的统计规律，在数理统计中，研究这些规律的方法称为回归分析。利用回归分析能够找到一个描述变量之间变化的数学表达式称为回归方程。

本实验用一元线性回归方程描述人体两个参量 x、y 之间相关的变化规律，并给出相关系数。

若变量 x 和 y 具有线性相关，对 x、y 值进行 n 次独立观察，可得出容量为 n 的样本 $(x_1, y_1), (x_2, y_2), \cdots, (x_n, y_n)$。线性模型为 $y = ax + b$，根据数学上的最小二乘法原理得出

$$a = \frac{n\sum_{i=1}^{n} x_i y_i - \sum_{i=1}^{n} x_i \cdot \sum_{i=1}^{n} y_i}{n\sum_{i=1}^{n} x_i^2 - \left(\sum_{i=1}^{n} x_i\right)^2}, \ b = \frac{\sum_{i=1}^{n} x_i^2 \cdot \sum_{i=1}^{n} y_i - \sum_{i=1}^{n} x_i \cdot \sum_{i=1}^{n} x_i y_i}{n\sum_{i=1}^{n} x_i^2 - \left(\sum_{i=1}^{n} x_i\right)^2}$$

$$r = \frac{\sum_{i=1}^{n} (x_i - \bar{x})(y_i - \bar{y})}{\sqrt{\sum_{i=1}^{n} (x_i - \bar{x})^2 \sum_{i=1}^{n} (y_i - \bar{y})^2}}$$

相关系数 $|r|$ 的大小反映了变量 x 与变量 y 之间关系的密切程度，如图 2-3-1 所示。当 $r = +1$ 或 $r = -1$ 时，称为完全相关，拟合直线通过全部实验点；当 $|r| < 1$ 时，实验点的线性不好，$|r|$ 越小线性越差，$r = 0$ 表示 x 与 y 完全不相关。

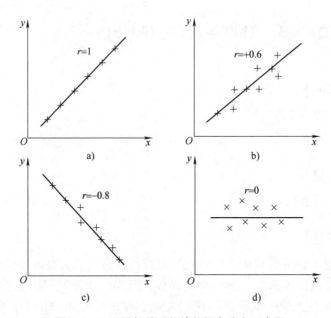

图 2-3-1　不同相关系数的数据点分布示意图

【实验步骤】

在体重计上测量每个同学的身高与体重，填入表 2-3-1 中。

【实验数据记录与处理】

表 2-3-1　身高体重数据记录

序　号	姓　名	身高 x_i/cm	体重 y_i/kg
1			
2			
3			
⋮			
总和$\sum$			

本实验用 Excel 处理数据。

【用 Excel 软件进行回归分析】

1. 将实验数据输入后，单击"工具"菜单上"数据分析"命令，在弹出的"数据分析"窗口的"分析工具"列表框中选择"回归"，单击"确定"按钮，如图 2-3-2所示。

图 2-3-2　"数据分析"窗口

2. 在弹出的"回归"对话框的"输入"域中输入 Y 值的数据所在的单元格区域和 X 值的数据所在的单元格区域；在"输出选项"域中选择"输出区域"单选按钮并输入要显示结果的单元格（若要绘制线性拟合图，还可在"残差"域中选择"线性拟合图"复选按钮）。单击"确定"按钮，如图 2-3-3 所示。

图 2-3-3　"回归"对话框

线性回归分析的很多计算数值都可显示出来，其中有我们的实验数据处理要求的线性回归方程的常数、相关系数等，如图 2-3-4 所示。"Multiple R"显示的是相关系数 r，本例中 $r = 1$。"Coefficients"列中显示的是线性回归方程常数，"Intercept"是截距 b，本例中 $b = 1$。"X Variable 1"是系数 a，本例中 $a = 2$。

也可调用 Excel 中的函数来计算相关系数 r、斜率 a 及截距 b。计算相关系数 r 可调用 Excel 中的 CORREL 函数；计算斜率 a 可调用 Excel 中的 SLOPE 函数；

计算截距 b 可调用 Excel 里面的 INTERCEPT 函数。

图 2-3-4　回归分析计算结果

实验2-4 液体黏度的测定

【实验目的】

1. 掌握用奥氏黏度计测定液体黏度的方法。
2. 理解用比较法测定液体黏度的原理。
3. 学会正确使用温度计、秒表、注射器等仪器。

液体黏度的测定

【实验器材】

奥氏黏度计（亦称为毛细管黏度计）、恒温槽、温度计、秒表、注射器、蒸馏水、酒精、无水乙醇、胶管、吸球、铅锤。

【仪器描述】

本实验所用的测量装置如图 2-4-1 所示。它是由奥氏黏度计、温度计、恒温槽、铅锤和支架组成。奥氏黏度计是一个 U 形玻璃管，其中一边管子 F 较粗，它的下端有一球泡 N；另一边管子 E 较细，它的上端有一球泡 M，球泡 M 的上、下两端各有一刻线 C 和 A，用以限制一定量的液体体积，AB 部分为一均匀毛细管。E 管用胶管与吸球连通。温度计 T 用来测量液体的温度，铅锤 G 用来确定黏度计是否垂直。

图 2-4-1 实验装置图

【实验原理】

在流体力学中，当牛顿黏滞液体在均匀水平圆管中做稳定流动时，设在 t 秒内流经毛细管的液体的体积为 V，根据泊肃叶公式可知

$$V = \frac{\pi R^4 \Delta p t}{8 \eta L} \qquad (2\text{-}4\text{-}1)$$

式中，η 为液体的黏度（旧称黏滞系数），它与液体的性质、纯度及温度有关；R 为管的半径；L 为管的长度；Δp 为管两端的压强差。

如果用实验的方法测出 V、R、Δp、t、L 各量，则可求得液体的黏度

$$\eta = \frac{\pi R^4 \Delta p t}{8 V L} \qquad (2\text{-}4\text{-}2)$$

用上述方法虽可直接测定 η，但因所测物理量较多，而且有的物理量是难以测准的，致使误差较大。为此，奥斯特瓦尔德（Ostwald）设计出了奥氏黏度计（Ostwald viscometer），采用比较法进行测量。

实验时，取黏度分别为 η_1（已知，一般用蒸馏水）和 η_2（待测液体）的两种体积相等的液体，注入黏度计并使其液面上升达到刻痕 C 以上（见图 2-4-1），毛细管两端的压强差将使管中的液体慢慢向下流动。分别测出两种液体从刻痕 C 降至 A 的时间 t_1 和 t_2。两次测量中流过毛细管 AB 的液体体积相等（等于 M 泡上下刻痕间的体积），毛细管的半径 R、长度 L 相同，由式（2-4-2）可得

$$\eta_1 = \frac{\pi R^4 \Delta p_1 t_1}{8VL}$$

$$\eta_2 = \frac{\pi R^4 \Delta p_2 t_2}{8VL}$$

毛细管两端的压强差是由液体的重力作用产生的。理论可以证明，毛细管两端的压强差 Δp 与 U 形管两侧液面的高度差 H（变量）和液体的密度 ρ 成正比。两种液体均以相等的体积流过同一毛细管，因而在流动的两个过程中的 H 对应相等，R、L、V 诸量相同，所以

$$\frac{\Delta p_2}{\Delta p_1} = \frac{\rho_2 gH}{\rho_1 gH} = \frac{\rho_2}{\rho_1}$$

式中，ρ_1、ρ_2 分别为两种液体的密度。因此，将上述两式相比可得

$$\eta_2 = \eta_1 \frac{\rho_2 t_2}{\rho_1 t_1} \tag{2-4-3}$$

式（2-4-3）即为用奥氏黏度计测定液体黏度的理论依据。若 ρ_1、ρ_2 和 η_1 已知，只要测出 t_1 和 t_2 即可求出待测液体的黏度 η_2，这种方法叫作比较法。用比较法测量黏度时，需要保证在同一条件下进行实验。同一个 R、L 是由仪器本身满足的，同一个 V 则要在测量时予以保证。此外，还要保证黏度计都保持铅直，并在同一温度下进行实验。但由于环境等因素的影响，在实验过程中，保持温度绝对相同是不可能的。所以，我们一般取两种比较液体所处的平均水温 $\overline{T}$ 来代替。

【实验步骤】

1. 先用蒸馏水冲洗黏度计 3 次，然后装上胶管，按图 2-4-1 所示将黏度计放入已盛好清水的恒温槽中，黏度计的 C 刻度线需在水面以下。参考重垂线，调整黏度计，使其处于铅直方位。将温度计插入水中，用来测量水的温度。

2. 将 5mL 蒸馏水用注射器从 F 管注入，再把吸球嘴与 E 管上的胶管相连。缓慢地将蒸馏水吸到黏度计的 M 泡，直到液面超过 C 线为止（但不要让蒸馏水进入胶管）。用手捏住胶管，取下吸球。

3. 放开手指，让 E 管内蒸馏水液面下降，当液面降到 C 线时，秒表开始计时，液面降到 A 线时终止计时，此时秒表的读数表示球泡内 C、A 两刻线间的液体通过毛细管所需的时间。记下时间 t_1 和水温 T_1，填入表 2-4-1 中。按此方法重复 3 次。

4. 取下黏度计，把蒸馏水倒掉。用酒精冲洗黏度计 1 次，再用无水乙醇冲洗 2 次。按步骤 1 把黏度计固定在支架上。

5. 用注射器将 5mL 无水乙醇注入 F 管。按测蒸馏水 t_1 的方法，测出 E 管内无水乙醇从 C 线降至 A 线所需的时间 t_2，共测 3 次，同时记下水温 T_2，填入表 2-4-1中。

6. 把无水乙醇倒入回收瓶中，将黏度计放好待用。

【注意事项】

1. 拿黏度计不能同时捏住两管，只能一只手拿住粗管 F 进行冲洗，以免损坏。

2. 黏度计必须保持清洁，并要置于铅直位置。测量时黏度计内的液体不能存有气泡。

3. 注入 N 泡中的液体，必须与恒温槽中清水达到热平衡后（即放入液体后稍停几分钟），方能进行实验。

4. 按秒表不能用力过度，否则容易将其损坏。

【实验数据记录与处理】

表 2-4-1 测液体黏度数据记录表

项 目 次 数	酒 精			水		
	时间 t_2/s	$\lvert t_{2i} - \bar{t}_2 \rvert$ /s	温度 T_2/℃	时间 t_1/s	$\lvert t_{1i} - \bar{t}_1 \rvert$ /s	温度 T_1/℃
1						
2						
3						
平均值	$\bar{t}_2 =$	$\Delta_{t_2} =$	$\overline{T}_2 =$	$\bar{t}_1 =$	$\Delta_{t_1} =$	$\overline{T}_1 =$

1. 计算 A 类分量 $\left(\Delta_A = \sqrt{\dfrac{\sum\limits_{i=1}^{n}(x_i - \bar{x})^2}{n(n-1)}}\right)$:

$\Delta_A(t_1) = $ _____ s；$\Delta_A(t_2) = $ _____ s。

2. 计算 B 类分量 $\left(\Delta_B = \dfrac{\Delta_仪}{\sqrt{3}}\right)$:

$\Delta_B(t_1) = $ _____ s；$\Delta_B(t_2) = $ _____ s。

3. 合成不确定度 $\left(\Delta = \sqrt{\Delta_A^2 + \Delta_B^2}\right)$:

$\Delta_{t_1} = $ _____ s；$\Delta_{t_2} = $ _____ s。

4. 由表 2-4-1 求出实验时水、酒精的平均水温 $\bar{T} = \dfrac{\bar{T}_1 + \bar{T}_2}{2}$。

5. 利用式（2-4-3）求出酒精的黏度的近真值。

在平均温度 $\bar{T}$ 时：$\rho_1 = $ _____ g·cm^{-3}

$\eta_1 = $ _____ $\times 10^{-3}$Pa·s

平均温度 $\bar{T}$ 时：$\rho_2 = $ _____ g·cm^{-3}

$\bar{\eta}_2 = \eta_1 \dfrac{\rho_2 \bar{t}_2}{\rho_1 \bar{t}_1} = $ _____ $\times 10^{-3}$Pa·s

6. 计算酒精黏度的相对不确定度、绝对不确定度，并写出标准表达式。

相对不确定度　$E = \dfrac{\Delta_{\eta_2}}{\bar{\eta}_2} = \sqrt{\left(\dfrac{\Delta_{t_1}}{\bar{t}_1}\right)^2 + \left(\dfrac{\Delta_{t_2}}{\bar{t}_2}\right)^2} = $ _____ %

绝对不确定度　$\Delta_{\eta_2} = E\bar{\eta}_2 = $ _____ $\times 10^{-3}$Pa·s

标准表达式　$\eta_2 = \bar{\eta}_2 \pm \Delta_{\eta_2} = $ _____ $\times 10^{-3}$Pa·s

7. 求酒精黏度的百分偏差。

$$B = \dfrac{|\eta_2' - \bar{\eta}_2|}{\eta_2'} \times 100\% = \underline{\hspace{2cm}}$$

η_2'、ρ_1、η_1、ρ_2 可分别由表 2-4-2、表 2-4-3、表 2-4-4、表 2-4-5 查得。必要时可用内插法进行处理，关于内插法在本实验附录中介绍。

表 2-4-2　不同温度下酒精的黏度 $\eta_2'/(\times 10^{-3}$Pa·s)

温度/℃	0	5	10	15	20	25	30	35	40
黏度	1.730	1.623	1.466	1.332	1.200	1.096	1.003	0.914	0.834

表 2-4-3　水在不同温度时的密度 $\rho_1/(\text{g}\cdot\text{cm}^{-3})$

温度/℃	密 度	温度/℃	密 度	温度/℃	密 度
0	0.99987	12	0.99952	24	0.99732
1	0.99993	13	0.99940	25	0.99707
2	0.99997	14	0.99927	26	0.99681
3	0.99999	15	0.99913	27	0.99654
4	1.00000	16	0.99897	28	0.99626
5	0.99999	17	0.99880	29	0.99597
6	0.99997	18	0.99862	30	0.99557
7	0.99993	19	0.99843	31	0.99537
8	0.99988	20	0.99832	32	0.99505
9	0.99981	21	0.99802	33	0.99472
10	0.99973	22	0.99780	34	0.99440
11	0.99963	23	0.99757	35	0.99406

表 2-4-4　不同温度下水的黏度 $\eta_1/(\times 10^{-3}\text{Pa}\cdot\text{s})$

温度/℃	0	1	2	3	4	5	6	7	8	9
0	1.794	1.732	1.674	1.619	1.568	1.519	1.474	1.429	1.387	1.348
10	1.310	1.274	1.239	1.206	1.175	1.145	1.116	1.088	1.060	1.034
20	1.009	0.984	0.965	0.938	0.916	0.895	0.875	0.855	0.837	0.818
30	0.800	0.788	0.767	0.751	0.736	0.721	0.705	0.693	0.679	0.666

表 2-4-5　酒精在不同温度时的密度 $\rho_2/(\text{g}\cdot\text{cm}^{-3})$

温度/℃	密 度	温度/℃	密 度	温度/℃	密 度
0	0.80625	12	0.79620	24	0.78606
1	0.80541	13	0.79535	25	0.78522
2	0.80457	14	0.79451	26	0.78437
3	0.80374	15	0.79361	27	0.78352
4	0.80290	16	0.79283	28	0.78267
5	0.80207	17	0.79198	29	0.78182
6	0.80123	18	0.79114	30	0.78037
7	0.80039	19	0.79029	31	0.78012
8	0.79956	20	0.78945	32	0.77927
9	0.79872	21	0.78860	33	0.77843
10	0.79788	22	0.78775	34	0.77756
11	0.79704	23	0.78691	35	0.77671

【思考题】

1. 在每次测量时，黏度计若不处于铅直方位，对实验结果会产生什么影响？如果每次黏度计的倾斜方位都相同呢？

2. 对黏度大小不同的液体进行测量时，应该怎样选择毛细管黏度计（指毛细管的粗细不同）？

3. 简述泊肃叶公式中各量的意义及公式适用条件？

4. 用比较法测量液体黏度的优点是什么？其限制条件又是什么？

5. 实验中记录的时间是什么时间？怎样才能记录得更准确？

6. 实验中所取蒸馏水和无水乙醇的体积必须相等吗？为什么？

7. 实验时应注意的问题是什么？

8. 怎样利用内插法求已知数据的中间值？

【附录】 内插法

通常在数据表中所列各独立变量的间距比较大，而在实际中常常需要知道表中未列出的中间数值。内插法就是讨论根据一些已知数据如何求得中间值的方法。这种求解的方法很多，这里我们介绍一种常用的方法——比例法。

比例法是最简便的方法。如图 2-4-2 所示，假定 x、y 的关系为直线式，现在已知 a、b 两点坐标分别为 (x_a, y_a)、(x_b, y_b)，求 x_a 与 x_b 之间横坐标为 x_c 的一点 c 的纵坐标 y_c。

图 2-4-2 内插法

根据相似三角形原理，图中 $\triangle abe \backsim \triangle acd$，所以

$$ae : ad = be : cd$$

又因为　　　　$ae = x_b - x_a \quad ad = x_c - x_a \quad be = y_b - y_a \quad cd = y_c - y_a$

所以

$$\frac{x_b - x_a}{x_c - x_a} = \frac{y_b - y_a}{y_c - y_a}$$

整理得

$$y_c = y_a + \frac{x_c - x_a}{x_b - x_a}(y_b - y_a)$$

可见，若知道 x_a、x_b 与 y_a、y_b 对应值，中间值便可由上式求出。

例 根据表 2-4-4 所给数据，求 $T = 22.6℃$ 时，水的黏度 η。

解：将温度 T 作为自变量，相当于上式中的 x，将黏度 η 作为因变量，相当于 y。

已知　　　$T_a = 22℃$ 　　　　$\eta_a = 0.965 \times 10^{-3} \text{Pa} \cdot \text{s}$

　　　　　$T_b = 23℃$ 　　　　$\eta_b = 0.938 \times 10^{-3} \text{Pa} \cdot \text{s}$

根据公式，当 $T_c = 22.6℃$ 时，

$$\eta_c = \eta_a + \frac{T_c - T_a}{T_b - T_a}(\eta_b - \eta_a) = \left[0.965 + \frac{22.6 - 22}{23 - 22}(0.938 - 0.965)\right] \times 10^{-3} \text{Pa} \cdot \text{s}$$

$$= 0.949 \times 10^{-3} \text{Pa} \cdot \text{s}$$

实验2-5 液体表面张力系数的测定

【实验目的】

1. 学会用拉脱法测定液体的表面张力系数。
2. 了解硅压阻式力敏传感器张力测定仪的构造和使用方法。

【实验器材】

硅压阻式力敏传感器张力测定仪、铁架台、微调升降台、固定杆、玻璃皿、圆形环状吊片、砝码、游标卡尺、温度计。

【实验原理与仪器描述】

液体的表面张力是表征液体性质的一个重要参数，测量液体的表面张力系数有多种方法，拉脱法是常用的方法之一。该方法的特点是，用测量仪器直接测量液体的表面张力，测量方法直观，概念清楚。用拉脱法测量液体表面张力，对测量力的仪器要求较高，由于用拉脱法测量液体表面的张力约在 1×10^{-3} ~ $1 \times 10^{-2}\mathrm{N}$ 之间，因此需要用一种量程范围小、灵敏度高，且稳定性好的测量力的仪器。近年来，新发展的硅压阻式力敏传感器张力测定仪正能满足测量液体表面张力的需要，它比传统的焦利秤、扭秤等灵敏度高、稳定性好，且可数字信号显示，利于计算及实时测量。

为了能对各类液体的表面张力系数的不同有深刻的理解，在对水进行测量以后，再对不同浓度的酒精溶液进行测量，这样可以明显观察到表面张力系数随溶液浓度的变化而变化的现象，从而加深对这个概念的理解。

测量一个已知周长的金属片从待测液体表面脱离时所需要的力，求得该液体表面张力系数的实验方法称为拉脱法。当金属片为环状吊片时，考虑一级近似，可以认为脱离力为表面张力系数乘上脱离表面的周长，即

$$F = \alpha \cdot \pi(D_1 + D_2) \tag{2-5-1}$$

式中，F 为脱离力；D_1、D_2 分别为圆环的外径和内径；α 为液体的表面张力系数。

硅压阻式力敏传感器由弹性梁和贴在梁上的传感器芯片组成，其中芯片由四个硅扩散电阻集成一个非平衡电桥。当外界压力作用于金属梁时，在压力作用下，电桥失去平衡，此时将有电压信号输出，输出电压大小与所加外力成正比，即

$$\Delta U = KF \tag{2-5-2}$$

式中，F 为外力的大小；K 为硅压阻式力敏传感器的灵敏度；ΔU 为传感器输出

电压的大小。

图2-5-1为实验装置图。其中，液体表面张力测定仪包括硅扩散电阻非平衡电桥的电源和测量电桥失去平衡时输出电压大小的数字电压表。其他装置包括铁架台、微调升降台、装有力敏传感器的固定杆、盛液体的玻璃皿和圆形吊片。试验证明，当环的直径在3cm左右而液体和金属环接触的接触角近似为零时，运用式（2-5-1）测量各种液体的表面张力系数的结果较为准确。

图2-5-1 液体表面张力测定装置

【实验步骤】

一、必做部分

1. 力敏传感器的定标

每个力敏传感器的灵敏度都有所不同，在实验前，应先将其定标。步骤如下：（1）打开仪器的电源开关，将仪器预热。（2）在传感器梁端头小钩中，挂上砝码盘，调节电子组合仪上的补偿电压旋钮（调零旋钮），使数字电压表显示为零。（3）在砝码盘上分别加0.5g、1.0g、1.5g、2.0g、2.5g、3.0g等质量的砝码，记录在相应砝码力 F 作用下，数字电压表的读数值 U。（4）用最小二乘法进行直线拟合，求出传感器灵敏度 K。

2. 环的测量与清洁

（1）用游标卡尺测量金属圆环的外径 D_1 和内径 D_2。（关于游标卡尺的使用方法参见实验2-1）。

（2）环的表面状况与测量结果有很大的关系。实验前应将金属环状吊片在NaOH溶液中浸泡20～30s，然后再用净水洗净。

3. 测量液体的表面张力系数

（1）将金属环状吊片挂在传感器的小钩上。调节升降台，将液体升至靠近环片的下沿，观察环状吊片下沿与待测液面是否平行。如果不平行，将金属环状吊片取下后，调节吊片上的细丝，使吊片与待测液面平行。

（2）调节容器下的升降台，使其逐渐上升，将环片的下沿部分全部浸没于待测液体，然后反向调节升降台，使其液面逐渐下降。这时，金属环片和液面间形成一环形液膜，继续下降液面，测出环形液膜即将拉断前一瞬间数字电压表读数值 U_1 和液膜拉断后一瞬间数字电压表读数值 U_2，有

$$\Delta U = U_1 - U_2$$

（3）将实验数据代入式（2-5-2）和式（2-5-1），求出液体的表面张力系数，并与标准值进行比较。

二、选做部分

测出其他液体，如酒精、乙醚、丙酮等在不同浓度时的表面张力系数。

【实验数据记录与处理】

1. 传感器灵敏度的测量

表2-5-1　传感器灵敏度的测量

砝码质量/g	0.500	1.000	1.500	2.000	2.500	3.000
电压/mV						

河南新乡地区的重力加速度 $g = 9.79772 \mathrm{m \cdot s^{-2}}$。

经最小二乘法拟合得 $K = $ _____ $\mathrm{mV \cdot N^{-1}}$，拟合的线性相关系数 $r = $ _____。

2. 水的表面张力系数的测量

金属环外径 $D_1 = $ _____ cm，内径 $D_2 = $ _____ cm。

水的温度 $T = $ _____ ℃。

表2-5-2　水的表面张力系数的测量

编　号	U_1/mV	U_2/mV	ΔU/mV	F/N	$\alpha/(\mathrm{N \cdot m^{-1}})$
1					
2					
3					
4					
5					

平均值：$\bar{\alpha} = $ _____ $\mathrm{N \cdot m^{-1}}$。

水的表面张力系数标准值列于表2-5-3中。

表 2-5-3　水的表面张力系数的标准值

温度/℃	$\alpha/(\times 10^{-3}\mathrm{N\cdot m^{-1}})$	温度/℃	$\alpha/(\times 10^{-3}\mathrm{N\cdot m^{-1}})$	温度/℃	$\alpha/(\times 10^{-3}\mathrm{N\cdot m^{-1}})$
0	76.63	12	73.80	24	71.96
1	75.47	13	73.65	25	71.81
2	75.31	14	73.50	26	71.65
3	75.16	15	73.35	27	71.50
4	75.01	16	73.20	28	71.34
5	74.86	17	73.05	29	71.19
6	74.71	18	72.89	30	71.04
7	74.56	19	72.73	31	70.87
8	74.41	20	72.58	32	70.71
9	74.26	21	72.43	33	70.56
10	74.11	22	72.27	34	70.40
11	73.96	23	72.11	35	70.23

【思考题】

在实验中,有哪些因素可能使实验结果产生误差?为什么?

实验 2-6　空气比热容比的测定

【实验目的】

1. 学习用绝热膨胀法测定空气的比热容比。
2. 观察热力学过程中状态变化及基本物理规律。
3. 了解气体压力传感器和电流型集成温度传感器的工作原理。

【实验器材】

DZ4331 型空气比热容比综合实验仪。

【实验原理】

在压强不变的条件下，使单位质量的气体温度升高 1℃ 所需要的热量称为气体比定压热容；在体积不变的情况下，使单位质量的气体温度升高 1℃ 所需的热量称为比定容热容。比定压热容与比定容热容的比值称为比热容比，用 γ 表示，它是热力学中一个重要参量。本实验把空气当作理想气体，利用绝热膨胀法测定空气的比热容比。

首先，给待测气体设置一个初始状态 Ⅰ（p_1，V_1，T_1），其中 p_1 比大气压 p_0 稍高，V_1 为单位质量的气体体积，T_1 与外部环境温度相等。然后，使气体经过一个绝热膨胀过程，到达中间过渡状态 Ⅱ（p_2，V_2，T_2），这时待测气体对外做功消耗了内能，因而温度由 T_1 下降至 T_2，而待测气体的压强降为大气压，即 $p_2 = p_0$，最后，系统将从外界吸收热量且温度升高至 T_3，因吸收热量过程中体积不变，所以压强将随之升高为 p_3，系统变至状态 Ⅲ（p_3，V_3，T_3），其中 $V_3 = V_2$，$T_3 = T_1$。根据上述的两个过程和三个状态，并把待测气体当作理想气体，可知单位质量的气体状态变化过程如图 2-6-1 所示。

状态 Ⅰ 至状态 Ⅱ 的变化是绝热的，满足泊松公式

$$p_1 V_1^{\gamma} = p_0 V_2^{\gamma} \qquad (2\text{-}6\text{-}1)$$

而状态 Ⅲ 与状态 Ⅰ 是等温的，所以，玻意耳-马略特定律成立，即

$$p_1 V_1 = p_3 V_3 \qquad (2\text{-}6\text{-}2)$$

图 2-6-1　气体状态变化图

由以上两式消去 V_1、V_2 可解得

$$\gamma = \frac{\ln p_1 - \ln p_0}{\ln p_1 - \ln p_3} \qquad (2\text{-}6\text{-}3)$$

可见，只要测得 p_0、p_1、p_3 的值即可测量出空气的比热容比 γ。

如果用 Δp_1、Δp_3 分别表示 p_1、p_3 与大气压强 p_0 的差值，则有

$$p_1 = p_0 + \Delta p_1, \quad p_3 = p_0 + \Delta p_3 \qquad (2\text{-}6\text{-}4)$$

将式（2-6-4）代入式（2-6-3），并考虑到 $p_0 \gg \Delta p_1$，$p_0 \gg \Delta p_3$，则有

$$\ln p_1 - \ln p_0 = \ln \frac{p_1}{p_0} = \ln\left(1 + \frac{\Delta p_1}{p_0}\right) \approx \frac{\Delta p_1}{p_0}$$

及

$$\ln p_1 - \ln p_3 = (\ln p_1 - \ln p_0) - (\ln p_3 - \ln p_0)$$

$$= \ln\left(1 + \frac{\Delta p_1}{p_0}\right) - \ln\left(1 + \frac{\Delta p_3}{p_0}\right) \approx \frac{\Delta p_1}{p_0} - \frac{\Delta p_3}{p_0}$$

所以

$$\gamma = \frac{\Delta p_1}{\Delta p_1 - \Delta p_3} \qquad (2\text{-}6\text{-}5)$$

同样，只要用压力计测得实验过程中 p_1、p_3 与 p_0 的压力差 Δp_1、Δp_3，即可通过式（2-6-5）求出比热容比 γ。

图 2-6-2 为本实验的装置图。

图 2-6-2　实验装置

液晶显示屏第一排显示压强数值，第二排显示温度数值。

【实验步骤】

一、安装调试仪器装置

按照图 2-6-2 所示，连接好实验装置，开启电源。关闭放气阀，用气球慢慢打气，观察压强计显示，若示数保持不变，则仪器不漏气。

二、设置初始状态

关闭放气阀，挤压打气球，向容器内均缓压入适量的空气（压强差值不能超过15kPa），压强为p_1。由于在打气过程中，瓶内空气温度升高，必经过一段时间，使瓶内空气与外界空气达到热平衡。观察温度、压强的变化，记录状态I（p_1, V_1, T_1）的Δp_1、T_1值。

三、绝热膨胀过程

打开放气阀，即令其绝热膨胀，当放气声结束时，即瓶内的压强等于大气压p_0，立即关闭放气阀。由于本过程进行得很快，瓶内气体来不及与外界空气交换能量，故可近似地看作绝热膨胀过程。该过程中，瓶内气体对外做功，温度下降为T_2，此即中间过渡状态II（p_2, V_2, T_2），其中$p_2 = p_0$。

四、等容吸热过程

关闭放气阀后，瓶内空气从外界吸热，使压强不断升高，最后与瓶外空气达到热平衡。此时瓶内状态即状态III（p_3, V_3, T_3），记录此状态时Δp_3、T_3值，其中$V_3 = V_2$，$T_3 = T_1$。

重复二、三、四，测量10次，求γ的平均值。

【注意事项】

1. 用打气球往瓶内注入空气时，不能过快，压强差值不能超过15kPa。

2. 放气动作要快，以保证绝热膨胀过程。当听到放气声即将结束时应迅速关闭放气阀，提早或推迟关闭放气阀，都将影响实验要求，增大误差。

【实验数据记录与处理】

数据记录表格如表2-6-1所示。

表2-6-1　数据记录表格

次数 ＼ 项目	$t_1/℃$	$\Delta p_1/kPa$	$t_3/℃$	$\Delta p_3/kPa$	γ
1					
2					
3					
4					
5					
6					
7					
8					
9					
10					

常温下，空气 $c_p = 1.0032\text{J} \cdot \text{g}^{-1} \cdot \text{℃}$，$c_V = 0.7106\text{J} \cdot \text{g}^{-1} \cdot \text{℃}$，$\gamma = 1.412$。

求 γ 的平均值 $\bar{\gamma} = $＿＿＿＿＿，百分偏差 $E = \dfrac{|\bar{\gamma} - \gamma|}{\gamma} \times 100\% = $＿＿＿＿＿。

【思考题】

1. 为什么打气过程中瓶内气体温度会升高？
2. 实验步骤三关闭放气阀过早或过迟对测量结果将有什么影响？
3. 在相同温度下，空气相对湿度较大对测量结果有何影响？

实验2-7 电偶极子电场的描绘

【实验目的】

1. 通过对电偶极子电场等电势线的描绘，了解电偶极子电场中电势的分布情况。

2. 学习用模拟法测量不易测量的物理量的方法，了解模拟法使用的条件。

【实验器材】

绝缘垫、尖端电极两个、探针两个、灵敏电流计、直流稳压电源（8V）、导线若干、导电纸、复写纸、白纸、大头针、回形针。

【实验原理与仪器描述】

电场是电荷周围空间存在的一种特殊物质。电场的性质可用电场强度 E 和电势 U 来描述。为了形象地表示出电场的分布情况，常利用电力线和等势线（面）把电场描绘出来。由于通过实验确定等势线（面）比较容易，因此，一般实验方法是先画出在一个平面内的等势线，然后再根据电力线与等势线处处正交的关系画出电力线。

在实验中直接测量静电场的分布是相当困难的，因为当静电式仪表引入静电场中进行测量时，表针上就会有感应电荷出现，从而产生了附加电场，它与原电场叠加，改变了被测电场，也影响了原带电体系的电荷分布。电磁场理论指出，静电场与稳恒电流场具有相同的数学方程式，因而这两个场具有相同形式的解，即电流场的分布与静电场的分布完全相似。为此，我们可以用稳恒电流场来模拟静电场，而且此时测量探针的引入不会造成模拟场的畸变，这样就可间接地测出被模拟的静电场。用电流场来测定静电场是研究静电场的实验方法之一。

利用原型和模型遵从相同的数学规律而进行的模拟称为数学模拟。这种模拟方法可以广泛地用于对电缆、示波管、电子显微镜等内部电场分布情况的研究。

研究电偶极子的电场，对了解极性分子间的相互作用和心电波形的形成都是很有必要的。电偶极子是两个相距很近的等量异号电荷所组成的带电系统，直接研究这一系统在空间建立的静电场是比较困难的。本实验是把两个尖端电极分别与电源的正极和负极相连，然后置于导电纸（在一张纸基上均匀涂布一薄层导电碳墨而制成）上的 A、B 两点，这样这两个电极在导电纸平面上产生的电流场，与两个等量异号点电荷产生的电偶极子电场，就其等势线的分布来说，是相类似的。

等势线（面）就是由电场中电势相等的点组成的曲线（面）。如果将两个探针用导线接在电流计上，将两探针置于同一等势线（面）的任意两点，则电流计中无电流通过。根据这一原理，就可以测绘出电场中一系列的等势线（面）。

在绝缘垫上，依次叠放着导电纸、复写纸、白纸，如图2-7-1所示。尖端电极 M、N 分别放在导电纸的 A、B 两点，用8V 直流稳压电源。D 和 C 为两个探针，G 为灵敏电流计。

【实验步骤】

电偶极子电场的描绘

1. 在导电纸的中线位置，先取相距8cm的 A、B 两点，如图2-7-1所示。将 AB 分成八等份，分点为 – 3、– 2、– 1、0、1、2、3（注意：只用大头针点"点"，不要连线）。将导电纸、复写纸和白纸依序叠好，用回形针固定在绝缘垫上。

图 2-7-1　电偶极子电场测绘装置

2. 将尖端电极 M、N 置于导电纸的 A、B 位置上，按图2-7-1接好连线。调节 A、B 之间的电压，使其为8V。

3. 把探针 D 放在 AB 的中点0处不动。移动探针 C，在 AB 线的两旁各找3 ~4个与0点等势的点，每找到一个等势点，都应轻轻按压一下探针 C，以便使该点通过复写纸印在白纸上（注意：不能在导电纸上打孔）。

4. 将探针 D 分别置于1、2、3 和 – 1、– 2、– 3各点。按上述方法，分别找出它们的等势点，都复印在白纸上。

5. 取出白纸，通过每组等势点，分别画出平滑曲线（用实线），此组曲线即为电偶极子电势的分布图。

6. 根据等势线与电力线的正交性，画出若干条电力线（用虚线），以此来表示电场强度的大小和方向。

【注意事项】

1. 尖端电极 M、N 接通电源后，不能相碰，以免短路而烧坏电源。

2. 导电纸必须保持平整，切勿折叠或划破。否则，导电纸不能看作均匀的不良导体薄层，绘出的模拟场将与静电场分布不同。

3. 在电偶极子电场等势线描绘的实验中，尖端电极 M、N 一经放好，就不可移动。探针 D 在找同一条等势线时，也不能移动。

4. 灵敏电流计是用来检查电路中有无微弱电流通过的一种仪器（满偏电流 $I_g = 300\mu A$），只能作检流计或示零仪使用，切勿将灵敏电流计当作安培计或伏特计接入线路。实验中，探针不能与电极相碰，以免电流通过灵敏电流计。灵敏电流计使用前应先调零。

5. 由于导电纸边界条件的限制，边界上的等势线分布严重失真，已失去模拟的意义，实验中应在导电纸中央区域找点，让曲线自然延伸到边界。

6. 在等势线曲率较大的区域应多找几个点。实验中，若探针在某个范围内移动时，灵敏电流计都示零，则等势点应取其中点。

【实验数据记录与处理】

按实验记录结果，描绘出电偶极子电场的等势线和电力线。

【思考题】

1. 为什么能通过电流场间接测绘静电场？

2. 检流时电流计指针开始时是否一定要指在零？怎样才能正确判断检流计两极真正等势？

3. 能否在导电纸上模拟点电荷激发的电场？圆球形点电荷激发的电场呢？

实验2-8 万用表的使用

【实验目的】

1. 了解万用表的构造原理。
2. 掌握用万用表测量电阻、交直流电压和直流电流的方法。

【实验器材】

万用表、线路板、交直流电源。

【实验原理】

万用表是一种用来测量电阻、交直流电压和直流电流等多种电学量的综合性电工仪表。它的种类很多，但其基本原理相同，都是建立在欧姆定律和电阻串并联电路以及整流电路的基础上的。

【仪器描述】

万用表由灵敏电流计（表头）、线路、转换开关和刻度盘四部分组成。

万用表的表头为灵敏度高、准确度较好的磁电式微安表，它的作用是把不直观的电流转变为直观的指针偏转角度显示。它内部有一个可动线圈，可动线圈的电阻称为表头内阻。电流通过可动线圈时，通电线圈在永久磁铁所建立的磁场中受到磁场力的作用而发生偏转，带动指针转动以显示偏转角度，所偏转的角度正比于通过它的电流。当指针指示满刻度时，通过线圈中的电流称为表头的灵敏度。满刻度偏转电流越小，表头灵敏度越高，表头内阻越大。常用表头的灵敏度为几十微安至几百微安，表头内阻一般为几百欧至几千欧。

对于每一种电学量的测量，在万用表里都有相应的电路，它把被测量转换为表头所能接受的电流量，依据表头指针的偏转角度大小，确定被测量的数值。

一、直流电流挡

由于表头的灵敏度很高而量程很小，仅用表头的满刻度值不能满足实际测量需要。通常用一个电阻 R_s 与表头相并联，如图2-8-1所示，对表头电流进行分流，被测电流越大，流过表头的电流也越大，它们成正比变化，故可由指针指示出待测电流。电阻 R_s 不同，可得到电流挡的不同量程。

图 2-8-1 测电流原理

二、直流电压挡

用一个电阻 R_p 与表头相串联，即构成直流电压挡，如图 2-8-2 所示。待测电压加在电表输入端，电表中即产生电流。电流与电压成正比变化，可把电流刻度刻成相应的电压刻度，故电流表可指示出电压值。改变 R_p 可得到直流电压的不同量程。

三、交流电压挡

图 2-8-3 是测量交流电压的原理图。它与直流电压挡的区别仅在于表头电路中加装了一个整流器。当有交流电流进入电表时，流过表头的电流仍然是直流。这样使原来的直流电压表变为一个交流电压表。

图 2-8-2　测电压原理

图 2-8-3　测交流电压原理图

四、电阻挡

测电阻的原理如图 2-8-4 所示。电表内部有电池与电流表串联，R_g 为表头内阻，R 为调零电阻。当被测电阻 R_x 接入电路时，根据全电路欧姆定律，通过表头的电流为

图 2-8-4　测电阻原理图

$$I_g = \frac{E}{R_x + R + \dfrac{R_i R_g}{R_i + R_g}} \cdot \frac{R_i}{R_i + R_g}$$

适当选取 R_i，当：

（1）$R_x = 0$，即 a、b 间短路时，回路电流最大，表指针应当满偏，此时电阻刻度为 0。

（2）$R_x = \infty$，即 a、b 间开路时，回路电流为 0，表针不动，此时电阻刻度为 ∞。

在 E、R、R_i、R_g 均不变的情况下，I_g 的数值取决于 R_x；反过来由 I_g 的大小可知 R_x 的值。按照 I_g 与 R_x 间的固定关系，在刻度盘上进行刻度就能直接读出被测电阻值。因 I_g 与 R_x 不是线性关系，故电阻挡的刻度是不均匀的。

图 2-8-5 是万用表的面板图。"Ω"挡为测量电阻用，测量所得值应为刻度数乘以量程数。其他各挡的量程数均为刻度盘的满刻度数。"Ω"为电阻挡调零电位器。

表盘上从上往下共有四条刻线，第一条刻线为电阻读数用；第二条刻线为除交流 10 $\underset{\sim}{V}$ 以外的各电压、电流挡读数用；第三条刻线专为交流 10 $\underset{\sim}{V}$ 读数所设。第四条刻线是以分贝为单位进行电量测试的，本实验略。

图 2-8-5　万用表面板图

【实验步骤】

一、交流电压的测量

1. 将万用表量程选择开关拨至 $\underset{\sim}{V}$ 挡、500 $\underset{\sim}{V}$ 量程，直接测量市电。

2. 将所测结果及所用量程记入测量记录表中。

二、电阻的测量

1. 测量电阻时首先将万用表量程选择开关拨至"Ω"挡范围内某量程上，两表笔短接形成短路，指针向满刻度偏转，调节旋钮"Ω"，使指针指在零欧姆刻度上。

2. 取如图 2-8-6 所示的被测线路板，将被测电阻接到万用表两表笔之间，观察指针摆动（为了提高测量结果的精度，指针尽可能指示在全刻度的 20% ~ 80% 的范围内）。

3. 从"Ω"刻度线上读出指针所指刻度，刻度数乘以量程数即为所测电阻值。

4. 用同样方法测出图 2-8-6 中各电阻的电阻值填入表中（注意：每换一次量程必须先调零）。

三、直流电压的测量

1. 将直流电源按"左正右负"接到 A、E 两端，电路中即有电流通过。

图 2-8-6　被测线路图

2. 万用表选择开关拨至 "V" 挡，选择适当量程测 AB、BC、CD、DE 及 AE 间的直流电压值。表笔须按 "左红右黑" 接入测试电路。

3. 将测量结果及所用量程记入表 2-8-1 中。

四、直流电流的测量

1. 将直流电源按 "左正右负" 接到 F、J 两端。用双插头线将 F、G 连接起来。

2. 将万用表的选择开关拨至 "mA" 的最大挡，分别试接入 H_1J、H_2J、H_3J 和 H_4J 各端，测得流经 FGH_1J、FGH_2J、FGH_3J 和 FGH_4J 各支路电流，如指针摆动过小可更换量程。

3. 拔下 FG 连接插头，将 H_1J、H_2J、H_3J 和 H_4J 各分别连接，在 FG 两端测得 FJ 总电路的电流值。表笔仍需按 "左红右黑" 接入电路。

4. 将所测数值和所用量程填入表 2-8-2 中。

【注意事项】

1. 使用万用表时，首先要使电表平放，当指针与反光镜中指针的像重合时，指针应停在表盘左端 "0" 位处。否则要用旋具旋转 "指针零位调节器"，使指针指向 "0" 位，然后把红、黑表笔分别插入面板上标有 " + " 和 " – " 的插孔中，即可进行各种项目的测量。

2. 测量电阻时，被测电路不能带电；测量电流时，不能将电表的表笔直接接在电源的两端。

3. 当被测电路中的电压和电流的数值无法估计时，应将万用表的量程拨至最大量程。测量时用瞬时点接法试验，根据指针偏转大小选择适当量程。

4. 使用量程选择旋钮选择项目和转换量程时，表笔要离开被测电路。在每次测量前必须认真检查量程选择旋钮是否在合适位置，不得搞错。牢记：

一挡二程三正负，正确接入再读数。

调换量程断开笔，切断电源测电阻。

5. 测量结束后，应将电表选择旋钮拨至交流电压最大量程处，以避免偶然事故发生。

【实验数据记录与处理】

表 2-8-1 电阻电压数据记录表

项目 \ 数值 物理量	电阻/Ω		电压/V	
	使用量程	电阻值	使用量程	电压值
AB 间				
BC 间				
CD 间				
DE 间				
AE 间				

表 2-8-2 电阻电流数据记录表

项目 \ 数值 物理量	电阻/Ω		电流/mA	
	使用量程	电阻值	使用量程	电流值
FGH_1J 支路				
FGH_2J 支路				
FGH_3J 支路				
FGH_4J 支路				
FJ 总电路				

【思考题】

1. 通过本实验验证了些什么？
2. 万用表由哪几部分组成？
3. 万用表进行各种测量的基本原理是什么？
4. 万用表测电阻、交直流电压和电流的基本方法是什么？
5. 使用万用表时应注意哪些问题？

实验 2-9 示波器的使用

【实验目的】

1. 了解示波器的基本结构和示波原理，基本掌握示波器的使用方法。

2. 利用示波器观察信号波形，测量信号电压和频率。

示波器的使用

【实验器材】

示波器、信号发生器、直流电源。

【实验原理与仪器描述】

示波器是一种能把随时间变化的电过程用波形显示出来的电子仪器，应用范围非常广泛。用它可观察电压和电流的波形，测量电压的幅值、频率和位相。凡能转换成电压和电流的电学量或非电学量（如温度、压力、声波等）都可以用示波器观察和测量。在医学上常用示波器观察心电、脑电、肌电和心音等生理量的变化。

示波器的种类很多，大致可分为两大类：一类是通用示波器，如 ST-16B 型、SB-10 型、SB-14 型等；另一类是专用示波器，如心电示波器等。但其基本原理相同。本实验仅对通用示波器进行简要介绍。

示波器由示波管系统、垂直放大器（Y 轴放大）、水平放大器（X 轴放大）、扫描发生器、触发同步和直流电源等几部分组成，其结构原理如图 2-9-1 所示。

图 2-9-1　示波器结构图

1. 示波管

示波管是示波器的核心部分，如图 2-9-2 所示，它由抽成真空的玻璃管与在其内部的电子枪、偏转系统和荧光屏等部分组成。

（1）荧光屏：是一块垂直于管轴的扁平球面，内表面涂有荧光物质，是显示波形的屏幕。当高速运动的电子束打在荧光屏上某点时，该点就发光。单位时间内打到屏上的电子数越多，则光越强。由于荧光材料不同，产生的荧光颜色和余辉时间也不同。一般荧光屏发绿色光供观察用，发蓝色光供摄影用。所谓余辉时间就是指电子束停止轰击后光点在屏幕上残留的时间。按余辉时间的长短，示波管可分为长余辉（100ms ~ 1s），中余辉（10 ~ 100ms）、短余辉（10μs ~ 10ms）等不同规格。例如，ST-16B 型、SB-10型示波器

图 2-9-2 示波管结构图

均使用中余辉示波管，慢扫描示波器则使用长余辉示波管。医学上常使用慢扫描长余辉示波管，这是因为生物信号一般频率较低。

（2）电子枪：电子枪是由灯丝 H、阴极 K、栅极 G 和若干阳极组成的。用低压加热灯丝，使阴极发出电子，在阳极加速下射出电子束，射向荧光屏。栅极电压低于阴极电压，调节栅极电压可以控制发射的电子流密度。在面板上的"辉度"旋钮就是用来调节栅压的电位器。第二阳极电压高于第一阳极电压。阳极间的不均匀电场所形成的"静电电子透镜"，使电子流聚焦成极细的电子束。面板上的"聚焦"和"辅助聚焦"旋钮就是用来调节第一、第二阳极电压的电位器。

（3）偏转系统：偏转系统有两对互相垂直的偏转板组成，一对为垂直（Y 轴）偏转板，一对为水平（X 轴）偏转板。当两对偏转板上都不加电压时，电子束将沿示波管的轴线直射到屏中央，在荧光屏幕中央出现亮点。如果仅在垂直（或水平）偏转板上加直流电压，电子束将由于电场力的作用而发生垂直（或水平）偏移。理论分析指出：在一定范围内，加在垂直偏转板上的电压（U_y），与荧光屏上光点在垂直方向偏转的距离（y）成正比，其比例系数为垂直偏转灵敏度，一般用偏转单位距离（cm）所需的偏转电压（U）来表示，其值约为 10 ~ 20V·cm^{-1}。同样，水平偏转板也有水平偏转灵敏度。当两对偏转板上同时加上直流电压时，电子束将按电场合力的方向偏移，并通过荧光屏上的光点偏移显示出来，如图2-9-3所示。因此，只要在两对偏转板上加不同极性、不同大小的直流电压，光点就能显示在屏幕上不同的位置。面板上的"Y 轴位移"和"X 轴位移"旋钮就是分别调节 Y 轴和 X 轴偏转电压的电位器。

图 2-9-3 示波器的偏转系统

2. 锯齿波发生器和示波原理（扫描和示波原理）

若仅将待测交变信号加在垂直偏转板上，水平偏转板上不加任何信号，则

73

荧光屏上的光点仅在垂直方向做直线运动，当交变信号频率超过十几赫兹时，由于人眼的视觉暂留和荧光物质的余辉效应，屏上将出现一条垂直亮线。为了描绘出待测信号的电压波形，必须在水平偏转板上加一扫描电压。扫描电压是由扫描电路提供的。理想的扫描电压是锯齿形的，因此，扫描电压也叫作锯齿波电压。扫描电路也称为锯齿波发生器。扫描电压与时间的关系如图2-9-4所示。

图 2-9-4　锯齿波

在每一个周期 T 内，电压随时间成正比增长，到达最大值后，电压迅速降为零，以后又开始下一个周期，重复上面的变化。如果把这种电压加到水平偏转板上，则荧光屏上的光点将在水平方向匀速地移动。到了一定位置后，又迅速地跳回开始时的位置，开始另一周期的匀速移动，如此反复，称为扫描。扫描的作用是为示波器提供一个与时间成正比变化的电压，使光点在水平方向的位移正比于时间。换句话说，就是给待测电压曲线提供一个时间轴。

如果在垂直偏转板上加上待测信号电压 U_y 的同时，又在水平偏转板上加上锯齿波电压 U_x，则可在荧光屏上观察到这个待测交流电压 U_y 的波形，如图2-9-5所示。因为电子射线同时受到两对偏转板所加电压的电场作用，垂直偏转板使电子射线按 U_y 的变化规律在垂直方向上下偏转，而水平偏转板使电子射线按锯齿波电压在水平方向匀速扫描，这两个运动合成的结果，使光点在荧光屏上形成了一个待测电压 U_y 的波形。

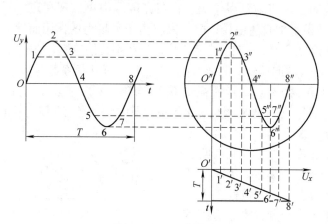

图 2-9-5　示波原理

从图2-9-5不难理解，当扫描电压周期（T_c）等于被测信号周期（T_s）时，屏上可显示一个完整周期被测信号的波形；当扫描电压周期（即锯齿波电压周期）为被测信号周期的两倍时，则在屏幕上可显示出两个完整周期的被测信号的波形，依次类推。只要改变扫描电压的周期，使其为被测信号周期的 n 倍，即

$$\frac{T_c}{T_s} = \frac{f_s}{f_c} = n \qquad (n = 1, 2, 3, \cdots) \tag{2-9-1}$$

就可以从屏上看到 n 个完整周期的被测信号的波形。如果不满足上述条件，则屏上的波形就要向左或向右移动，就不能显示出稳定的波形。

扫描电压频率决定于扫描电路中的电阻 R 和电容 C，改变 C（频率粗调）和 R（频率细调），就可以使扫描电压频率 f_c 为待测电压频率 f_s 的 $1/n$，从而在荧光屏上就可观察到稳定的待测电压的波形曲线。

3. 垂直通道和水平通道

垂直通道包括 Y 轴放大器和 Y 轴衰减器。Y 轴放大器可以将由 Y 轴输入的微弱信号放大，使其适合示波管垂直偏转灵敏度的需要。

Y 轴衰减器的作用是衰减过大的输入信号，使加到 Y 轴放大器的信号适当，保证 Y 轴放大器不失真地放大各种不同幅值的被测信号。

同理，水平通道也包括 X 轴衰减器和 X 轴放大器。

4. 整步（或同步）

前已讲过，要使荧光屏上出现被测信号的稳定波形，应满足式（2-9-1）要求。但由于被测信号和扫描电压来自不同的信号源，整数关系不可能长时间地保持相对稳定性。因此，在示波器扫描电路中就需要引入一个可以调节的电压来迫使（控制）扫描电压的周期与信号周期保持整数倍关系，满足这种作用的电路叫整步电路或同步电路。同步信号可以取自待测信号去控制扫描电压，叫作"内同步"；也可取自外加的其他信号去控制扫描电压，叫作"外同步"；或者取市电交流电压作为同步信号，控制扫描电压频率。

5. 电源

示波器的各个部分，不论示波管、扫描电路和放大器部分都需要电源。电源是由变压器、整流、滤波和稳压等几部分组成的。由电源电路分别供给示波管灯丝低压和各级直流电压放大器和扫描电路的直流工作电压。

图 2-9-6 为 ST-16B 型示

图 2-9-6　ST-16B 型示波器面板图

波器面板图，结合仪器熟悉面板上各旋钮的作用（见表2-9-1）。

表 2-9-1　控制件的作用

序　号	控制件名称	功　　能
1	电源开关	接通或关闭电源
2	电源指示灯	电源接通时灯亮
3	辉度	调节光迹亮度，顺时针方向转动光迹增亮
4	聚焦	调整光迹清晰度
5	校准信号	输出频率为1kHz，幅度为0.5V的方波信号，用于校正10∶1探极，以及示波器的垂直和水平偏转因素
6	Y移位	调节屏幕上光点或信号波形垂直方向的位置
7	微调	连续调节垂直偏转因素，顺时针旋转到底为校准位置
8	Y衰减开关	调节垂直偏转因素
9	信号输入端子	Y信号输入端
10	AC⊥DC（Y耦合方式）	选择输入信号的耦合方式。AC：输入端处于交流耦合方式，它隔断被测信号中的直流分量；DC：输入端处于直流耦合方式，特别适用于观察各种缓慢变化的信号；⊥：输入端处于接地状态，便于确定输入端为零电位时，光迹在屏幕上的基准位置
11	微调、X增益	当在"自动""常态"方式时，可连续调节扫描时间因数，顺时针旋转到底为校准位置；当在"外接"时，此旋钮可连续调节X增益，顺时针旋转为灵敏度提高
12	X移位	调节光迹在屏幕上的水平位置
13	TIME/DIV（扫描时间）	调节扫描时间因数
14	电平	调节被测信号在某一电平上触发扫描
15	锁定	此键按进后，能自动锁定触发电平，无需人工调节，就能稳定显示被测信号
16	＋、－（触发极性）、电视	＋：选择信号的上升沿触发；－：选择信号的下降沿触发；电视：用于同步电视场信号
17	内、外、电源（触发源选择开关）	内：选择内部信号触发；外：选择外部信号触发；电源：选择电源信号触发
18	自动、常态、外接（触发方式）	自动：无信号时，屏幕上显示光迹，有信号时与"电平"配合稳定地显示波形；常态：无信号时，屏幕上无光迹，有信号时与"电平"配合稳定地显示波形；外接：X-Y工作方式
19	信号输入端子	当触发方式开关处于"外接"时，为X信号输入端；当触发源选择开关处于"外"时，为外触发输入端

【实验步骤】

一、将仪器面板上各控制旋钮置于表 2-9-2 中的位置

表 2-9-2　控制件的位置

控 制 件 名 称	作 用 位 置	控 制 件 名 称	作 用 位 置
辉度（3）	居中	自动、常态、外接（18）	自动
聚焦（4）	居中	TIME/DIV（13）	0.1ms 或合适挡
位移（6）、（12）	居中	+、-（16）	+
垂直衰减开关（8）	0.1V 或合适挡	内、外、电源（17）	内
微调（7）、（11）	校准位置	AC⊥DC（10）	DC

二、调整

接通电源，指示灯亮。稍停片刻，仪器便能正常工作。将校准信号通过 10：1 探极输入示波器，顺时针调节辉度旋钮，此时屏幕上应显示出不同步（图形不稳定）的标准方波信号。调节触发电平位置，至方波波形得到同步，然后将方波波形移至屏幕中间。如仪器性能正常，则屏幕显示的方波垂直幅度为 5 格，方波周期在水平轴上的宽度为 10 格，如图 2-9-7 所示。否则应调节增益校准和扫描校准。

图 2-9-7　示波器的校准

三、直流电压的测量

1. 测量交流信号中的直流分量：首先应确定一个相对的参考基准电位。一般情况下的基准电位直接采用仪器的地电位，其测量步骤如下：

（1）垂直输入耦合选择开关置于"⊥"，屏幕上出现一条扫描基线；并按被测信号的幅值和频率将"V/div"挡级和"t/div"扫描速度开关置于适当位置，然后调节 Y 移位。使扫描基线位于图 2-9-8 所示的某一特定基准位置（0V）。

（2）将垂直输入耦合选择开关改置于"DC"位置，并将直流电源信号经 10：1 衰减探头（或直接）接入仪器的 Y 轴输入插座，调节"V/div"至适当位置。然后调节触发"电平"，使信号波形稳定（见图 2-9-9）。

（3）根据屏幕坐标刻度，分别读出显示信号波形的交流分量（峰-峰）为 A 格，直流分量为 B 格以及被测信号某待定点 R 与参考基线间的瞬时电压值为 C 格。若仪器 V/div 挡级的标称值为 0.2V/格，同时 Y 轴输入端使用了 10：1 衰减探头，则被测信号的各电压值分别如下：

图 2-9-8　直流电压的基准电位　　　　**图 2-9-9　直流电压的测量**

被测信号交流分量：$U_{\text{p-p}} = 0.2\text{V/格} \times A\text{ 格} \times 10 = 2A(\text{V})$

被测信号直流分量：$U = 0.2\text{V/格} \times B\text{ 格} \times 10 = 2B(\text{V})$

被测信号 R 点瞬时值：$U_R = 0.2\text{V/格} \times C\text{ 格} \times 10 = 2C(\text{V})$

2. 测量干电池电压：首先应确定一个相对的参考基准电位。一般情况下的基准电位直接采用仪器的地电位，其测量步骤如下。

（1）垂直输入耦合选择开关置于"⊥"，屏幕上出现一条扫描基线，然后调节 Y 移位。使扫描基线位于图 2-9-10 所示的某一特定基准位置（0V）。

（2）将垂直输入耦合选择开关置于"DC"位置，并将直流电源信号经 10∶1 衰减探头（或直接）接入仪器的 Y 轴输入插座，调节"V/div"至适当位置。读出亮线到刚才所定的扫描基线的格数 B，则被测直流电压为 $U = (\quad)\text{V/格} \times B\text{ 格} \times 10$，如图 2-9-11 所示。

图 2-9-10　干电池电压的基准电位　　　**图 2-9-11　干电池电压的测量**

四、交流电压的测量

1. 将垂直输入耦合选择开关置于"AC"，根据被测信号的幅值和频率将"V/div"挡级开关和"t/div"扫描速度开关置于适当位置。将低频信号发生器输出的信号通过 10∶1 衰减探头（或直接）输入 Y 轴的输入端，调节触发电平，使波形稳定，如图 2-9-12 所示。

2. 根据屏幕上坐标刻度，读出被测信号的峰-峰值为 D 格。如仪器"V/div"挡级标称值为 0.1V/格，且 Y 轴输入端使用了 10∶1 探头，则被测信号的峰-峰值

应为

$$U_{p\text{-}p} = 0.1V/格 \times D\,格 \times 10 = D(V)$$

五、时间测量

当仪器对时基扫描速度"t/div"校准后，即可对被测信号波形上任意两点的时间参数进行定量测量，其步骤如下。

1. 按被测信号重复频率或被测信号的两特定点 P 与 Q 的时间间隔，选择适当的"t/div"扫描速度挡级，使两特定点的距离

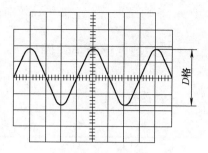

图 2-9-12　交流电压的测量

在屏幕上尽可能达到较大的限度，以便提高测量精度，如图2-9-13所示。

2. 根据屏幕上坐标的刻度，读出被测量信号两特定点 P 与 Q 间的距离为 D 格，如"t/div"扫描速度开关挡级的标称值为 2ms/格，$D = 4.5$ 格，则 P、Q 两点的时间间隔为

$$t = 2ms/格 \times 4.5\,格 = 9.0ms$$

六、频率测量

对具有周期性变化的频率的测量，一般可按"时间测量"的步骤测出信号的周期，并取其倒数算出频率值。本实验所用信号均为标准波形。将所得结果填入表2-9-2中。

图 2-9-13　时间的测量

另外，借助于已知频率的信号发生器，利用李萨如图形方法也可以测出信号的频率。

七、观察波形

1. 将垂直输入耦合转换开关"$AC\perp DC$"置于"$\perp$"，将"V/div"开关和"t/div"开关置于适当位置（挡级），使屏幕上出现一条扫描基线。调节 Y 移位和 X 移位使扫描基线位于中间位置。

2. 将"$AC\perp DC$"置于"AC"位置，把交流信号（由低频信号发生器提供）通过 10:1 衰减探头输入 Y 轴。把"V/div"和"t/div"开关置于适当的位置，使屏幕上出现适当幅度的具有 3～5 个周期的交流电压波形，调节"触发电平"，使波形稳定。观察此波形并绘出波形图。

【注意事项】

1. 要按操作规程进行操作，不得随意扳动旋钮。

2. 荧光屏上静止的光点或曲线不能过强或长时间停留，以免损坏荧光屏。

3. 在操作过程中如出现故障或异常现象（如冒烟闪光、异常气味等），应立即关掉电源并报告指导教师。

4. 实验结束后，应请指导教师检查仪器设备，之后方能离开实验室。

【实验数据记录与处理】

1. 被观察信号的波形
2. 被测直流电压值

表 2-9-3 测干电池电压

V/格	格	U/V

3. 被测信号电压、频率

表 2-9-4 交流电压的测量

V/格	$U_{\text{p-p}}$		$U_{\text{有效}} = \dfrac{U_{\text{p-p}}}{2\sqrt{2}}$	t/格	T		f/Hz
	格	V			格	s	
交流电压							

【思考题】

1. 为什么荧光屏上的光点不能太亮而且不能长时间停留在一点？
2. 测量电压和时间时，哪几个旋钮在测量过程中不能旋动？为什么？
3. 示波器由哪几部分组成？
4. 示波管由哪几部分组成？
5. 了解示波原理。
6. 预习直流电压（指干电池电压）的测量方法及交流信号的测量方法。
7. 实验中应注意哪些问题？

【附录】 双踪示波器简介

双踪示波器是可以同时观察两个电信号的示波器。下面仅就 YB4324 型双踪示波器的面板做一些简单介绍。图 2-9-14 是 YB4324 型双踪示波器的面板图。

（1）POWER：电源开关。

（2）INTENSITY：亮度。

（3）FOCUS：聚焦。

（4）TRACE ROTATION：光迹旋转。调节光迹与水平线平行。

（5）PROBE ADJUST：标准信号。此端口输出幅度为 0.5V、频率为 1kHz 的方波信号，用以校准 Y 轴偏转因数和扫描时间因数。

（6）AC GND DC：耦合方式。AC 用以观察交流信号，DC 用以观察直流或频率较低信号，GND 为输入端接地。

图 2-9-14　YB4324 型双踪示波器的面板图

（7）CH1 OR X：通道 1 输入插座。常规使用时，此端口作为垂直通道 1 的输入口，当仪器工作在 X-Y 方式时，此端口作为水平轴信号输入口。

（8）VOLTS/DIV：通道 1 灵敏度选择开关。

（9）VARIABLE PULL ×5：微调拉 ×5。

（10）POSITION：垂直移位。

（11）MODE：垂直方式。选择垂直移位系统的工作方式。

CH1：只显示 CH1 通道的信号。

CH2：只显示 CH2 通道的信号。

DUAL：CH1、CH2 分别显示。

ADD：用于显示 CH1、CH2 相加的结果。

CHOP：适合于扫描速率较慢时同时观察两路信号。

ALT：用于同时观察两路信号，此时两路信号交替显示，该方式适合于扫描速度较快时同时观察两路信号。

（12）、（13）、（14）、（15）、（16）用于 CH2 通道，其作用分别与（6）、（7）、（8）、（9）、（10）相同。

（17）CH2：CH2 信号极性。此键未按入时，CH2 的信号为常态显示，按入此键时，CH2 的信号被反相。

（18）POSITION：水平移位。

（19）SLOPE：扫描极性。

（20）LEVEL：电平。用以调节被测信号在变化到某一电平时触发扫描。

（21）SWEEP MODE：扫描方式。

AUTO：自动。当无信号输入时，屏幕上显示扫描光迹，一旦有触发信号输入，电路自动转换为触发扫描状态，调节电平可使波形稳定地显示在屏幕上，此方式适合观察 50Hz 以上的信号。

NORM：常态。无信号输入时，屏幕上无光迹显示，有信号输入，且触发电平旋钮在合适位置上时，电路被触发扫描，当被测信号频率低于 50Hz 时，必须选用该方式。

SINGLE RESET：单次。用于产生单次扫描。进入单次状态（SINGLE）后，按动 RESET 键，电路工作在单次扫描方式，扫描电路处于等待状态，当触发信号输入时，扫描只产生一次，下次扫描需再次按动单次 RESET 键。

（22）TRIGGER READY：触发（准备）指示。该指示灯具有两种功能，当仪器工作在非单次扫描方式时，该灯亮表示扫描电路工作在被触发状态；当仪器工作在单次扫描方式时，该灯亮表示扫描电路在准备状态，此时若有信号输入将产生一次扫描，指示灯随之熄灭。

（23）SEC/DIV：扫描速率。

（24）VARIABLE PULL ×5：微调拉 ×5。

（25）TRIGGER SOURCE：触发源。用于选择不同的触发源。

CH1：在双踪显示时，触发信号来自 CH1 通道，单踪显示时，触发信号来自被显示的通道。

CH2：在双踪显示时，触发信号来自 CH2 通道，单踪显示时，触发信号来自被显示的通道。

ALT：交替。在双综显示时，触发信号交替来自于两个 Y 通道，此方式用于同时观察两路不相关的信号。

LINE：电源。触发信号来自于市电。

EXT：外接。触发信号来自于触发输入端口。

（26）⊥：机壳接地端。

（27）AC/DC：外触发信号的耦合方式。当选择外触发源，且信号频率很低时，应将开关置 DC 位置。

（28）TV/NORM：TV/常态。一般观察，此开关置常态位置。当需要观察电视信号时，应将此开关置 TV 位置。

（29）EXT INPUT：外触发输入端。

实验2-10 用分光计、衍射光栅测定光波波长

【实验目的】

1. 学习分光计的构造和使用方法。
2. 掌握用衍射光栅测定光波波长的方法。

用分光计、衍射光栅
测定光波波长

【实验器材】

分光计、平面光栅、钠光灯、计算器。

【实验原理与仪器描述】

衍射光栅是由许多相互平行、等宽、等间隔的透明狭缝组成的，其中任意相邻两条狭缝中心之间的距离称为光栅常数。如图2-10-1所示，当一束平行单色光垂直照射到光栅上时，按照惠更斯原理，这些狭缝将成为新的相干光源，经过每个狭缝的光都要产生衍射，而沿相同方向的衍射光又要产生干涉。

图2-10-1 用分光计测光波波长原理图

当衍射角 θ_n 符合条件 $d\sin\theta_n = n\lambda$ （$n = 0$，± 1，± 2，…）时，我们将看到亮条纹。其中，当 $n = 0$ 时，得 0 级亮条纹；当 $n = \pm 1$，± 2，…时，将分别获得以 0 级亮条纹为中心，两侧相对称的一级、二级……条纹。如果一级像的衍射角 θ_1 可以测出，那么光波波长由 $\lambda = d\sin\theta_1$ 便可得出。

分光计是一种精密的测角仪，用它来观察光谱，测量光波波长、偏向角、棱镜角及与角度有关的光学量，同时它的构造原理和调整方法在光学仪器中具有一定的代表性。JJY1′型分光计主要由底座（19）、刻度盘（21）、游标盘（22）、平行光管（3）、望远镜（8）和载物台（5）这几部分构成，如图2-10-2所示。

一、平行光管

平行光管的作用是产生平行光。管的一端装有会聚透镜 L_1，另一端装有一套筒，套筒的顶端为一宽度可以调节的狭缝。改变狭缝和透镜之间的距离，

图 2-10-2　分光计构造

1—狭缝装置　2—狭缝装置锁紧螺钉　3—平行光管　4—制动架（二）　5—载物台

6—载物台调平螺钉　7—载物台锁紧螺钉　8—望远镜　9—望远镜锁紧螺钉

10—阿贝式自准直目镜　11—目镜视度调节手轮　12—望远镜光轴高低调节螺钉

13—望远镜光轴水平调节螺钉　14—支臂　15—望远镜微调螺钉　16—转轴与

度盘制动螺钉　17—望远镜制动螺钉　18—制动架（一）　19—底座　20—转座

21—刻度盘　22—游标盘　23—立柱　24—游标盘微调螺钉　25—游标盘制动螺钉

26—平行光管光轴水平调节螺钉　27—平行光管光轴高低调节螺钉

28—狭缝宽度调节手轮

当狭缝位于透镜的焦平面上时，从狭缝射入的光线经透镜 L_1 后变成平行光线，如图 2-10-3 所示。

二、望远镜

望远镜由物镜 L_2 和目镜（10）构成，为了调节和测量，物镜和目镜之间装有刻着双十字线的分划板。望远镜用以观

图 2-10-3　平行光管

察色散图像或光谱。旋紧螺钉（16），可使望远镜的支架与刻度盘（21）连在一起，同时绕分光计的旋转轴转动。转过的角度可以借助于刻度盘和游标读出，支架螺钉（15）、（13）、（12）是用来调节望远镜方位的。

我们用的望远镜是单管望远镜，调节手轮（11）可调节目镜与分划板之间的距离，旋松（9）可调节物镜与分划板之间的距离。紧靠分划板的一侧，装有一个带透光十字窗的全反射小棱镜，为照亮小十字窗，特在目镜筒侧边设有专用照明光管，这种结构为阿贝式目镜，如图 2-10-4 所示。我们调节分划板使其同时位于目镜和物镜的焦平面上，当目镜内十字窗被照明后，通过物镜镜头向外射出的平行线，如果遇到平面镜反射后，再进入望远镜，这时所成的绿色十

字像不但清晰可见，而且与分划板十字线相重合，如图 2-10-5 所示。（本实验望远镜已被调好）利用阿贝式目镜，可以凭借自身发出的平行光束进行调准，故称为自准直望远镜。

图 2-10-4　望远镜原理图

图 2-10-5　阿贝式目镜视野

三、刻度圆盘和游标

用它能测量望远镜所转过的角度。刻度圆盘分为 360°，1°分为两小格，一小格为 30′。圆盘旁边附有游标，游标上有 30 个小格，其总角度与圆盘上 29 格角度相等。故圆盘上的一小格角度与游标上一小格角度相差为 1′。读数时先读游标零线在圆盘上的读数（注意是否超过半度），再读游标上与圆盘上某一刻度线相重合时的读数，此两数相加即表示望远镜的位置，如图 2-10-6c 所示读数应为 258°42′。为了消除刻度圆盘的偏心差，对径方向设有两个游标读数装置。读数时以制动螺钉（17）固定望远镜。

四、载物台

载物台如图 2-10-2 所示，它位于刻度盘中央，用螺钉（7）可以使它固定在适当的高度，支撑载物台

图 2-10-6　分光计的刻度圆盘与游标

的三个调平螺钉（6）是用来调节台面水平的。衍射光栅可由一弹簧片压在载物台上。

【实验步骤】

一、调节自准直望远镜

1. 将平面镜放在载物台的中心位置，使镜面的侧边之一与台下三颗调平螺钉（6）之一相对齐，另一侧边放在其他两颗螺钉连线的中心位置上，并用弹簧片固定，如图 2-10-7 所示。

2. 接通电源，从目镜中观察被照亮的十字窗及分划板上的双十字线，把调节手轮（11）旋出，一边旋出一边从目镜中观察双十字像，再缓慢地前后移动，直至双十字像最清晰为止（即调节目镜与分划板间的距离，使分划板位于目镜的焦平面上）。在后面的实验过程中，不得变动调节手轮（11）。

图 2-10-7　平面镜的位置

3. 调节载物台的螺钉（7），使平面镜的中心与望远镜光轴同高，再松动游标盘制动螺钉（25），慢慢左右转动载物台，同时从望远镜中观察平面镜反射回来的绿色十字像。若不出现，则应反复调节望远镜的倾角与载物台调平螺钉，并前后移动目镜使绿色十字的反射像在视场内清晰无视差（头左右晃动时观察不到十字像与分划板的相对运动，即改变望远镜物镜与分划板间的距离，使分划板同时又位于物镜的焦平面上）。

二、调节望远镜光轴与分光计中心轴垂直

首先，使绿十字像位于分划板的十字线的竖线上，再看像是否在如图 2-10-5 所示分划板十字线上部的横线上，如不在此位置，则先调节载物台调平螺钉（6），使像上下向分划板上部横线靠拢一半距离。然后，调节望远镜光轴高低调节螺钉（12），使像与上部横线重合。再将载物台旋转 180° 进行观察。若像不保持原位，再用上面的方法调节，使它逼近分划板上部横线，反复调节保持原位不变，这时望远镜光轴与分光计中心轴相垂直。注意：在实验过程中，再不能碰动望远镜光轴高低调节螺钉（12）了。

三、调节平行光管

1. 取下平面镜，将已调好的望远镜对准平行光管，用钠光灯照亮狭缝，伸缩狭缝套筒，使由望远镜看到的狭缝像与分划板中心垂线相重合且清晰无视差，平行光管射出平行光束。

2. 把狭缝转到水平位置，调节平行光管光轴高低调节螺钉（27），使它与分划板的水平刻线相重合，这时平行光管与望远镜共轴，将狭缝转向垂直位置与分划板十字垂线重合，并适当调节缝宽。

四、调节光栅

将光栅放在已调好的分光计的载物台上（放置方法与前面所述的平面镜放置相同），并用弹簧片将光栅固定。转动分光计的读数盘，调至光栅平面与望远镜光轴垂直，此时只能调载物台下的调平螺钉 A、C，不能动 B 及望远镜的调倾角螺钉，直到从光栅平面反射回来的绿十字像与分划板上部十字叉丝重合（见图 2-10-5）。至此，光栅平面与分光计转轴平行，随即固定圆盘。接着放松望远镜的紧固螺钉，转动望远镜，就可以看到钠光的 0 级谱线、左侧一级像与右侧一级像。注意观察叉丝中央交点 O 是否在各级谱线的中央，如果不在中央，应调节载物台下与光栅一边对齐的那个调平螺钉 B，（注意，不能动另外两个调平螺钉）直到各条谱线中央都过叉丝交点 O，也就是说光栅刻痕与分光计转轴已平行。反复调节，直至光栅平面和光栅刻痕同时与分光计转轴平行为止。

五、利用光栅测波长，观察明线光谱

1. 将钠光灯置于平行光管狭缝前，接通电源使它正常发光。

2. 旋转望远镜，使 0 级像与望远镜里十字竖线重合。在刻度盘的对径方向上，读出望远镜所在的对径位置 φ_0 和 φ'_0，记入表 2-10-1 内。

3. 旋紧螺钉（25）和（16），使望远镜与刻度盘固定在一起，手把着支架将望远镜向左旋转，寻找到左侧一级像（$n = 1$），使其与望远镜里十字竖线重合，从刻度盘上读出望远镜的对径位置 $\varphi_左$ 和 $\varphi'_左$，记入表 2-10-1 内。

4. 手把着支架将望远镜向右转动，寻找到右侧一级像（$n = -1$），使其与望远镜里十字线的竖线重合，从刻度盘上读出望远镜的对径位置 $\varphi_右$ 和 $\varphi'_右$，记入表 2-10-1 内[⊖]。

5. 将钠光灯换成汞灯，可观察汞灯发出的明线光谱。

【注意事项】

1. 调节分光计是非常精细的工作，实验前教师已调好，实验时不要随便调动，特别是螺钉（6）、（12）、（13）、（26）、（27）。

2. 实验室用的光栅是由明胶印制的复制光栅，所以在衍射光栅玻璃的中央

⊖ 在此应指出，当望远镜沿角度增加方向由角 $\varphi_左$ 转过 $\Delta\varphi$ 至 $\varphi_右$，且 $\Delta\varphi$ 角已越过读数盘中的360°，此时 $\Delta\varphi = (\varphi_右 + 360°) - \varphi_左$。反之，当望远镜沿角度减小方向由角 $\varphi_左$ 转过 $\Delta\varphi$ 至 $\varphi_右$，且 $\Delta\varphi$ 角越过读数盘中的360°时，则 $\Delta\varphi = (\varphi_右 - 360°) - \varphi_左$。此时的偏转角分别为

$$\overline{\theta}_1 = \frac{\left| (\varphi_右 + 360°) - \varphi_左 \right| + \left| \varphi'_右 - \varphi'_左 \right|}{4} \quad 或 \quad \overline{\theta}_1 = \frac{\left| (\varphi_右 - 360°) - \varphi_左 \right| + \left| \varphi'_右 - \varphi'_左 \right|}{4}$$

部位，不能用手摸或用纸擦。

3. 分光计是精密光学仪器，一定要小心使用，转动望远镜前，要先拧松固定它的螺钉（17），转动望远镜时，不能手把着望远镜转动，而应手把着它的支架转动。

【实验数据记录与处理】

表 2-10-1　测一级谱线偏转角数据记录表

光源种类		谱线波长 λ_0 =		光栅常数 d =
中 央 亮 线				
谱线位置	φ_0 =		对径位置	φ_0' =
一 级 谱 线				
左转位置	$\varphi_左$ =		对径位置	$\varphi_左'$ =
右转位置	$\varphi_右$ =		对径位置	$\varphi_右'$ =

偏转角 $\overline{\theta_1} = \dfrac{|\varphi_右 - \varphi_左| + |\varphi_右' - \varphi_左'|}{4} =$

已知钠光谱长 $\lambda_0 = 589.3$ nm，则 $\lambda = d\sin\overline{\theta_1} =$ ＿＿＿＿＿。

与理论值比较求百分偏差 $E = \dfrac{|\lambda - \lambda_0|}{\lambda_0} \times 100\% =$ ＿＿＿＿＿。

【思考题】

1. 在本实验中，钠光垂直照在光栅上，从理论上讲，最多能看到几级谱线？

2. 调好望远镜光轴与分光计中心轴垂直后，在实验过程中，哪些螺钉能动？哪些螺钉不能动？

3. 若刻度盘中心 O 与游标中心 O' 不重合，如图 2-10-8 所示（画时夸大了），则游标转过 φ 角时，从刻度圆盘读出的角度为 φ_1、φ_2（$\varphi_1 \neq \varphi_2 \neq \varphi$），但 $\varphi = (\varphi_1 + \varphi_2)/2$，试证明之。这就是采取双游标读数方法可消除偏心差的原理。

4. 分光计由哪几部分组成？各有什么作用？

5. 一束平行单色光垂直照射光栅上时，当衍射角符合什么条件时，可看到亮条纹？若一级像的衍射角为 θ_1，则光波波长 λ 等于多少？

6. 测量时，为什么要使望远镜与刻度盘固定在一起转动？

7. 从刻度盘上读数的方法是什么？

8. 测量时应注意的问题有哪些？

图 2-10-8 消除偏心差原理

【附录】

表 2-10-2 几种光源的光谱波长表 （单位：nm）

氢放电管	656.28	486.13	434.05	410.17	397.01			
	红	绿	紫₁	紫₂	紫₃			
钠光灯	589.59	589.00						
	黄₁	黄₂						
汞灯	612.35	579.07	576.96	546.07	491.60	435.83	404.68	365.02
	红	黄₁	黄₂	绿	蓝	紫₁	紫₂	紫₃

第三章

医学物理实验

<<<<<

 实验3-1　用超声波探测物体的厚度

【实验目的】

1. 学习 A 型超声波诊断仪的使用方法。
2. 学习用超声波探测物体的深度及厚度。

【实验器材】

CTS-5 型超声诊断仪、液体容器、有机玻璃圆柱、耦合剂。

【实验原理与仪器描述】

超声波就是频率高于 20kHz 并且不能引起声感的机械波。其主要特性为：频率高，波长短，方向性强，与其他波一样，当它从一种介质进入另一种介质时，在介质的交界面上要发生折射与反射现象。反射波强度 I_r 与入射波强度 I_i 之比称为反射系数 R。理论证明，在垂直入射的条件下有

$$R = \frac{I_r}{I_i} = \left(\frac{Z_2 - Z_1}{Z_2 + Z_1}\right)^2 = \left(\frac{\rho_2 c_2 - \rho_1 c_1}{\rho_2 c_2 + \rho_1 c_1}\right)^2$$

R 取决于两种介质的声阻抗差。上式中，$Z_1 = \rho_1 c_1$，$Z_2 = \rho_2 c_2$，分别表示第一介质与第二介质的声阻抗。由上式可知，两种介质的声阻抗差愈大，超声波在其分界面上的反射就愈强烈。在两介质声阻抗相差不大的情况下，即使反射强度只有原来强度的万分之一，但由于超声波强度很高，反射波仍可被探测出来。

超声诊断的原理就是根据人体内部不同组织有不同的声阻抗，病变组织与正常组织的声阻抗也不同。超声波在声阻抗不同的界面会产生反射波，不同的界面反射系数不同，反射波的强度也不同。因此对反射波进行分析，就可诊断出组织的病变情况。超声诊断仪种类较多，有 A 型、B 型、M 型、D 型（彩色多普勒型）。由于超声波易于产生和控制，不像 X 射线那样对人体有损伤作用，

又由于它对软组织可明显鉴别，所以它在无损伤探测方面具有重要地位。下面仅对 A 型超声诊断仪做一介绍。

A 型单迹超声诊断仪工作原理框图如图 3-1-1 所示。

图 3-1-1　A 型单迹超声诊断仪工作原理框图

A 型超声诊断仪是根据超声测距原理制作而成的。探头内有一块压电晶体片，当外加高频电压时，它能将电场振荡转化成机械振动，从而发射超声波。当接收到超声波时，它又能将其转化成电信号。

同步电路是该机的指令中心，能使示波管扫描和探头发射超声波协调地工作。同步电路触发扫描电路，使其输出扫描电压，加于示波管的水平偏转板上，使示波管扫描，当扫描频率较高时，则在荧光屏上将出现一条水平亮线，该亮线称为扫描基线。另外，同步电路触发高频发生器，使之产生高频脉冲并送到探头，探头将高频脉冲转化为机械振动而发射超声波，与此同时，高频脉冲经过接收放大电路后加在示波管的垂直偏转板上，使荧光屏上出现第一个脉冲，称为始波。始波的出现与发射超声波是同时的，故始波与扫描线的交点可作为时间轴的参考点。超声波在传播过程中，当遇到声阻抗不同的界面时，均产生反射波，反射波被探头接收，转化成电信号，即回波信号，回波信号经过接收放大电路，加在示波管的垂直偏转板上，在荧光屏上显示一个脉冲，称为回波。回波信号越强，脉冲越高。因此，A 型超声诊断仪为脉冲显示。

设反射面与探头相距为 s，超声波在介质中的传播速度为 c，则超声波往返所需的时间为 $t = \dfrac{2s}{c}$。可见，反射面离探头越远，超声往返传播所需的时间就越长，荧光屏上回波与始波的间隔越大。因此，根据回波与始波之间的时间可确定介质中各界面之间的距离。

应当指出，由于空气的声阻抗与液体或固体的声阻抗相差很大，所以在空气中传播的超声波到达空气与液体或固体的分界面处时，几乎全部被反射，即超声波很难从空气中进入液体或固体。因此，在做超声探测时，必须在探头与物体表面之间涂上凡士林或石蜡油（水），以防止存在空气间隙。

CTS-5 型超声波诊断仪附有标距电路，产生标距脉冲。其振荡频率为 75kHz，周期为 1.33×10^{-5}s。所以，在荧光屏上显示出两个相邻标距脉冲之间的时间间隔相当于 1.33×10^{-5}s（约相当于超声波在水中传播距离为 1cm 时往返所需的时间）。标距脉冲如图 3-1-2 所示。

图 3-1-2 （探测回波）标距脉冲示意图

当超声波在物体中传播时，超声波在被测物体的射入面与射出面均产生回波，且被同一探头接收，按先后顺序显示于荧光屏上不同位置。两回波相隔时间 t 可由它们之间的标距脉冲个数来表示，若其间有 n 个标距脉冲，则

$$t = n \times 1.33 \times 10^{-5}\text{s}$$

t 就是超声波在被测物体中传播时往返一次所用的时间。设超声波在某物体中的传播速度为 c，则物体的厚度为

$$s = \frac{1}{2}c(n \times 1.33 \times 10^{-5}\text{s})$$

若探测水的深度，设温度为 20℃，$c_水 = 1.48 \times 10^5 \text{cm} \cdot \text{s}^{-1}$，则

$$s_水 = \frac{1}{2}c_水(n \times 1.33 \times 10^{-5}\text{s}) = 0.984n\ \text{cm} \approx n\ \text{cm}$$

水的温度不同，水中声速也不同，但变化不大，所以探测水的深度时，在始波与回波之间有多少个标距脉冲，则水的深度就是约多少厘米。

若探测有机玻璃的厚度，因 $c_玻} = 2.73 \times 10^5 \text{cm} \cdot \text{s}^{-1}$，则

$$s_玻} = \frac{1}{2}c_玻}(n \times 1.33 \times 10^{-5}\text{s}) = 1.82n\ \text{cm}$$

由于超声波在人体软组织中的声速平均值为 $1.50 \times 10^5 \text{cm} \cdot \text{s}^{-1}$，与在水中的速度很接近，因此对于人体的软组织，上述结论也成立，即两相邻标距脉冲可直接表示厚度约为 1cm，由此可知，若超声波在被测组织两界面上的反射回波相对于始波位置分别为 n_1、n_2 个标距脉冲数，则被测组织的厚度为

$$s \approx (n_2 - n_1)\ \text{cm}$$

实验时，用水代替人体的体液，用有机玻璃柱代替人体组织，在用超声波探测时，两界面上反射回波相对于始波的位置仍为 n_1、n_2，则有机玻璃柱的厚度

$$s = \frac{1}{2}(n_2 - n_1)c_玻} \times 1.33 \times 10^{-5}\text{s}$$

$$= \frac{1}{2}(n_2 - n_1) \times 2.73 \times 10^5 \times 1.33 \times 10^{-5}\text{cm}$$

$$= 1.82(n_2 - n_1)\ \text{cm}$$

在实际测量中，为了使标距脉冲数 n 的读数更准确，还可以利用面板上的

刻度尺进行读数。

图 3-1-3 为 CTS-5 型超声诊断仪的面板图。

面板上各旋钮的作用如下。

垂直移位、水平移位：调节波形在荧光屏上的位置。

辉度：调节波形的亮度。

聚焦、辅助聚焦：调节波形的清晰度。

单向、双向：用单探头工作时（插入"探头Ⅰ"插座），开关拨向"单向"。此时，上基线显示探测波形，下基线为标距脉冲。用双探头工作时（两探头分别插入"探头Ⅰ"和"探头Ⅱ"插座），开关拨向"双向"。此时，上基线显示探头Ⅰ的波形，下基线显示探头Ⅱ的波形。双迹显示主要用于测量脑中线波的位移。

图 3-1-3　CTS-5 型超声诊断仪面板图

频率：选择超声波频率，分别为 1.25MHz、2.5MHz、5MHz 三种。工作频率变化时，应配合相应频率的探头使用。通常使用的频率为 2.5MHz，进行颅脑探测时用 1.25MHz，进行浅表部位探测时（如眼球）用 5MHz。

粗调、微调：调整深度测量范围。

增益：调节波幅的高低。

抑制：用以抑制杂波，但对波幅也有影响。应配合"增益"调节，使干扰杂波基本消失而波幅足够大。

输出Ⅰ、输出Ⅱ：分别控制探头Ⅰ和探头Ⅱ的发射强度。

始波位置：调节始波的位置。

【实验步骤】

一、仪器调节

1. 将面板旋钮置于表 3-1-1 中规定的位置。

表 3-1-1　面板旋钮位置

垂直移位	居中	聚焦	居中	粗调	30
水平移位	居中	辅助聚焦	居中	频率	2.5
始波位置	0	增益	5	输出Ⅰ	顺时针旋足
双向,单向	单向	抑制	5	输出Ⅱ	任意
辉度	居中	微调	居中		

2. 接通电源，荧光屏刻度板上有红色亮光显示，约 2min 后仪器正常工作。

3. 调节"辉度"旋钮，使屏上出现扫描基线，调节"聚焦""辅助聚焦"使波形清晰，调节"垂直移位""水平移位"使波形移到便于观察的位置。

二、测水槽的长度、宽度

1. 调节"微调"和"水平移位"，使标距脉冲间隔与面板最小刻度的格数之比为1:2，调节"始波位置"和"水平移位"，使始波、标距脉冲和刻度尺长线三者对齐。

2. 在容器（水槽）中放入 3/4 的水，将探头通过连线与"输出 I"接好。

3. 在探头上涂上少许耦合剂（水或石蜡油），然后与容器的一个纵向端面耦合（此时入射面回波与始波重叠）。借助于面板刻度读出始波与第一反射回波（水容器另一个纵向端面回波）间的标距脉冲数 n，记入表 3-1-2 内。

三、测有机玻璃圆柱的厚度

1. 将调节深度的"粗调"旋钮置于 10cm 挡级，调节"微调"和"水平移位"，使标距脉冲间隔与面板最小刻度的格数之比为 1:10，并调节"始波位置""水平移位"，使始波、标距脉冲和面板刻度尺长线三者对齐。

2. 把两个高低不同的有机玻璃圆柱分别竖直放在桌面上，在探头的端面上涂上少量耦合剂，轻轻接触柱体上端面，观察波形，记下相应的始波与第一回波间的标距脉冲数，记入表 3-1-2 内。

3. 用同样的方法测另一柱体的厚度，将数据记入表 3-1-2 内。

四、测量水中有机玻璃柱的厚度

1. 将调节深度的"粗调"旋钮置于 30cm 挡级，调节"微调"和"水平移位"，使标距脉冲间隔与面板最小刻度的格数之比为 1:2，并调节"始波位置"和"水平移位"，使始波、标距脉冲和刻度尺长线三者对齐。

2. 将有机玻璃柱置于水槽中，一面与水槽侧面平行，其间距约为 4cm。把涂有耦合剂的探头对准有机玻璃柱，并与水槽侧面密接，如图 3-1-4 所示：记下两面的反射回波到始波间的标距脉冲 n_1、n_2。改变有机玻璃柱在水槽中的位置，重复上述步骤，再测两

图 3-1-4

次，将每次的测量结果填入表 3-1-3 中，计算有机玻璃柱的厚度，并求其平均值。

【注意事项】

1. 读数时，始、回波在刻度尺上的位置均应以前沿或以其顶端为准，以提高测量精度。

2. 探头要轻拿轻放，用后擦净放入盒内，切勿受震。

3. 本仪器配有稳压电源，仪器切勿靠近稳压器，以免稳压器漏磁对仪器显示系统造成干扰，使波形倾斜或基线弯曲。

【实验数据记录与处理】

表 3-1-2　测量水槽的长度、宽度及空气中有机玻璃柱的厚度

被 测 物 体		始波回波间标距脉冲数 n	被测物厚度/cm
水	纵向		
	横向		
有机玻璃柱	高		
	低		

表 3-1-3　测量水中有机玻璃柱的厚度

次　　数		1	2	3
回波位置	n_1			
	n_2			
s/cm				

$\bar{s} = $ _____ cm

【思考题】

1. 超声波能探测下列哪些部位，说明为什么？心脏、肝脏、肺部、胃、肠、肾、膀胱、眼球。

2. 超声测厚是以超声波的哪些物理特性为依据的？

3. 如何区分和判断（同一界面的）一次反射回波与二次反射回波？

4. 超声诊断的基本原理是什么？

5. 屏上两个相邻标距脉冲间的时间间隔是多少秒？两回波间时间 t 与其之间的标距脉冲数 n 有什么关系？

6. 面板上"增益"旋钮和"抑制"旋钮的作用是什么？

7. 物质的厚度 s 与声波在该物体内的传播速度 c 的关系是什么？

8. 始波、标距脉冲、刻度尺长线三者若不对齐，对测量结果有无影响？

9. 测量时，探头上为什么要涂"耦合剂"？

实验 3-2　心电图机技术指标的测定

【实验目的】

1. 学会心电图机的使用方法，为临床应用打下基础。
2. 学会测量心电图机的技术指标，鉴定心电图机的性能。

【实验器材】

XD-7100 单道心电图机、秒表、直尺、记录纸、导联线。

【实验原理与仪器描述】

心电图机是一种记录心电势随时间变化的精密医用电子仪器。它能把微弱的心电信号（电流约为 1μA 左右，电压约为 1~2mV）加以放大和记录，是心脏病诊断中不可缺少的重要仪器，也是对微循环系统的生理和病理现象进行研究的重要仪器之一。

各种心电图机，尽管功能不同，结构和组成部分也有区别，但它们描记心电图的原理却都是相同的，主要由导联选择器、1mV 标准信号源、电压放大器（包括前级放大和后级放大）、功率放大器、记录装置、走纸装置和电源组成，如图 3-2-1 所示。

图 3-2-1　心电图机结构图

在记录心电图时，必须将从左手、右手等部分取得的微弱心电信号通过各种导联，将其输入到电压放大器进行电压放大，然后再输入功率放大器进行功率放大，使其具有足够的功率，这样在输入记录器后就可推动记录器中的描笔，使描笔按心电信号的规律进行摆动，描笔下记录纸在匀速移动时，就可留下随时间变化的波形——心电图。

另外，用心电图进行诊断时，所描绘出来的心电图要有一个统一的标准，绘制出的波形才能比较，才有诊断价值。为了统一标准，心电图机设有 1mV 的标准信号源。在描记心电图之前，首先应改变描笔的位置，使其停留在记录纸的中央，同时给电压放大器输入 1mV 的标准信号，调节增益电位器使描笔正好在心电图纸上打出 10 个小格（每小格为 1mm），则在纵坐标上每毫米代表 0.1mV，它就是纵坐标的分度值。这一过程称为定标。

XD-7100 单道心电图机有一根导联线，10 只导联电极，分别为红、黄、绿、黑、白共 5 种颜色。当记录心电图时，红线接右手，黄线接左手，绿线接左脚，黑线接右脚，6 根白线接在胸前相应部位。通过导联选择器的选择，心电信号经导联线输入放大器，经放大和记录后就可得到这一导联的一段心电图。心电图机的面板布局随机型而异，现以 XD-7100 单道心电图机（见图 3-2-2 ~ 图 3-2-4）为例，说明如下：

K_1：导联选择键（LEAD SELECTOR）。按动 ←键 →键，选择所需导联，可左移或右移。一般有标准导联 Ⅰ、Ⅱ、Ⅲ，单级加压肢体导联 $\alpha \overline{V}_R$、$\alpha \overline{V}_L$、$\alpha \overline{V}_F$ 和胸导联 $\overline{V}_1$、$\overline{V}_2$、$\overline{V}_3$、$\overline{V}_4$、$\overline{V}_5$、$\overline{V}_6$ 等。人体的心电信号经导联选择键输入到电压放大器。

图 3-2-2 XD-7100 单道心电图机面板图

图 3-2-3　XD-7100 单道心电图机右侧图

图 3-2-4　XD-7100 单道心电图机左侧图

K_2：导联指示灯。当按动导联选择键时，所选的导联指示灯发光，显示当时所处的导联位置（由 13 只 LED 组成）。

K_3：记录键也称为三用键（由 START、CHECK、STOP 三个键组成）。控制传动走纸及记录装置，记录键的工作状态如下：

按动键名称	记录纸	记录描笔	描笔（冷、热）
准备键（STOP）	停	停	预热
观察键（CHECK）	停	工作	预热
起动键（START）	走	工作	加热

K_4：定标键。控制 1mV 电压信号通断以供标准电压用，可以用来校准心电图机的增益。

K₅：复位健（RESET）。封闭输入信号使记录装置停止摆动。

K₆：增益选择键又称灵敏度选择键（SENSITIVITY）。由 1/2、1、2 三键组成，其中 1 为标准增益。

K₇：滤波控制键（FILTER）。由 HUM 和 EMG 两个键组成，HUM 交流干扰抑制键，EMG 肌电干扰抑制键。当有交流干扰时，可按动 HUM 键，而人体肌电干扰强烈时，可按动 EMG 键。

K₈：纸速选择键（PAPER SPEED）。由 25mm/s 及 50mm/s 两个键组成，其中 25mm/s 为标准走纸速度。

K₉：基线控制旋钮。改变记录描笔位置。

K₁₀：电源选择开关：AC 为交流电源接通；DC 为电池电源接通；CHG 为电池充电。

K₁₁：交流电指示灯（Line）。

K₁₂：电池指示灯（Battery）。

K₁₃：充电指示灯（Charge）。

K₁₄：输出插口（CRO），输出经放大后的心电信号，可接外部设备的心电输入端。

K₁₅：输入插口（EXT），输入外来信号。

K₁₆：交流电源开关（POWER），通断交流电源用，OFF 关，ON 开。

K₁₇：交流电源插座（AC SOURCE），通过三芯电源线与市电相接，电源应安全可靠，应有保护接地，并接地良好。

K₁₈：接地端子（等电位端子），连接地线，将本机接地。

K₁₉：记录盖板螺钉。

K₂₀：记录盖板。

K₂₁：导联输入插座。

K₂₂：电池盒盖板螺钉。

K₂₃：电池盒盖板。

K₂₄：记录纸盒盖按钮。

K₂₅：记录纸盒盖。

心电图机的性能好坏，直接影响临床诊断效果，为防止误诊，应对心电图机的技术指标进行测量。心电图机的技术指标如下：

1. 增益（灵敏度）

心电图机要描记微弱的心电信号，在记录前就必须将心电信号放大，增益就是心电图机的放大倍数。心电图机的增益一般在 5000～7500 倍。当心电图机输入 1mV 标准信号时，经放大后记录波形振幅为 10mm，对应的增益为 5000 倍。若记录的波形的振幅为 15mm，对应的增益为 7500 倍。

2. 阻尼

心电图机记录器的构造和普通电表相似。心电图机的描笔相当于电表的指针，当电流流过电表时，电表指针并不是马上就指向相应的电流值位置上，而是以一定的频率在该位置左右振荡。同时，当电流流过心电图机记录器时，描笔也会产生这种振荡，但心电图机不允许描笔按本身的振荡频率振荡，因为这样会造成描记出来的心电波形失真。为此，我们把抵消描笔按自身振荡频率而振动的作用叫作阻尼。若心电图机的阻尼过大，则心电图上微小波形的幅值降低，甚至描绘不出来；而当阻尼过小时，心电图上的尖峰波（如 R 或 S 波）幅值会增加。因此，心电图机的阻尼必须正常，才能保证波形不失真。图 3-2-5 为不同阻尼下的标准信号波形。

阻尼大小与描笔压在纸带上的压力大小、描笔温度，以及阻尼调节电路元件等因素有关。

阻尼正常　　　　　　　阻尼过大　　　　　　阻尼过小

图 3-2-5　阻尼

3. 噪声和漂移

心电图机在放大心电信号的同时，也会把内部元件及外界干扰产生的无规则信号放大，使描笔描出的基线上下摆动并有微小的抖动。基线缓慢地上下摆动称为漂移，微小的抖动称为噪声，如图 3-2-6 所示。心电图机在没有信号输入时，所产生的噪声和漂移在记录纸上不会反映出来。

无噪声与漂移　　　　　　　　　　　　有噪声

有漂移　　　　　　　　　　　　　有噪声有漂移

图 3-2-6　噪声和漂移

4. 记录速度

利用心电图机进行诊断时所得的心电图，是记录在坐标纸上的。纵坐标为心电势变化的大小；横坐标表示时间，其每小格所代表的时间由走纸速度决定。一般心电图机有两种走纸速度：25mm/s、50mm/s，此时横坐标每小格代表的时间分别为0.04s、0.02s。如果走纸速度不准，则会因为产生时间误差而失去诊断价值。走纸速度误差应在2%~5%。

5. 放大器的对称性

心电图机对于等幅正、负信号的放大倍数应该是相等的。我们把心电图机对等幅正、负信号放大倍数的比值叫作放大器的对称性。放大器对称性的好坏，会影响心电图的诊断价值。一台好的心电图机其放大器的对称性应为1:1，基线在记录纸中心线附近时对称，基线偏上或偏下工作时也应对称。质量较差的心电图机，一般在基线偏上时，往往是向上振幅小于向下的振幅，而基线偏下时则相反。但是，振幅相差都不应大于1.5mm，如图3-2-7所示。

6. 时间常数

心电图机的放大器在输入直流信号时，其输出端信号的幅值是随时间而逐渐下降的，幅值下降的速度与电路的时间常数有关，时间常数越大，幅值下降越慢；反之，则越快。电路的时间常数 $\tau = RC$，其中 R 和 C 都是阻容耦合放大器耦合元件的参数。心电图机中的时间常数的数值，就是在输入直流信号时，输出波形的幅值自100%下降到37%左右所需要的时间，如图3-2-8所示。这个时间常数一般应大于1.5s。若时间常数过小，幅值下降就过快，甚至会使输入信号为方波时，输出信号变为尖峰波，这就会使心电波有失真现象。时间常数越大，表示低频特性越好。时间常数太大，基线稳定性会变差，一般值为1.5~3.5s。

图3-2-7　放大器的对称性

图3-2-8　心电图机时间常数

7. 频率特性

心电波形不是简单的正弦波形，而是由很多不同频率、不同振幅的正弦信号合成的。要使心电图的诊断有意义，心电图机的放大器对各种不同频率的正弦波都必须具有相同的放大能力。但是，实际上由于电路中电子元件的非线性结构本身的限制，放大器对不同频率的信号其放大能力是不同的。我们把放大器对不同频率信号具有不同放大能力的特点，经常用输出波形的振幅随信号频率变化的关系曲线来表示，称它为频率响应特性。在输入相同幅值信号时，输出波形的振幅随信号的频率变化的曲线称为频率特性曲线，如图3-2-9所示。在测试频率范围内，频率特性曲线越平坦越好。

图 3-2-9　频率特性曲线

【实验步骤】

一、测量前准备

1. 插入电源线，接好地线，打开电源开关。

2. 电源选择开关置"AC 交流"，此时面板上应有下列指示灯亮：K_2 中 "TEST"、K_3 中 "STOP"、K_6 中 "1"、K_8 中 "25"、K_{11} 交流电指示灯（LINE）。

3. 仪器预热 5min 后开始调整：

（1）调节基线控制旋钮 K_9，改变描笔位置，使之停留在记录纸中央位置附近。

（2）按记录键 K_3 中的 "CHECK" 键，此时 "CHECK" 灯亮。

（3）重复按定标键 K_4，描笔应上下摆动。

（4）打开记录纸盒盖 K_{25}，装入记录纸，拉出 5cm 左右，再把盒盖沿导槽放入（注意记录纸不要装斜），按下记录纸盒盖到锁定为止。

（5）按动记录键 K_3 中的 "START" 键，此时 "START" 灯亮，记录纸按每秒 25mm 的速度走动，描笔在记录纸上描绘出线条。观察笔温是否正常，若描迹淡或过浓时，可用旋具调节记录盖板 K_{20} 下的 "TEMP"（笔温）电位器，使之正常。然后按动记录键 K_3 中的 "STOP" 键，此时 "STOP" 灯亮。

二、测量心电图机的技术指标

1. 观察阻尼

按动 K_3 中的 "START" 键，开始走纸。按 K_4 键进行定标试验，连续打出 3 ~ 5 个波，然后按动 K_3 中的 "CHECK" 键，停止走纸。从打出的方波上观察阻尼是否正常。如不正常，调节描笔的压紧螺钉和笔温或电路中元件的参数使之正常。

2. 测量走纸速度、放大倍数、观察噪音和漂移

按动 K_3 中的 "START" 键，开始走纸，重新按下 K_4 键进行定标试验，注意在打第一个方波时起动秒表记录时间，约 5s 左右停表，停表同时再打一个方波，然后按动 K_3 中的 "CHECK" 键，停止走纸。

从打出的方波振幅可知增益，1mV 标准信号输入时，若记录的方波振幅为 10mm，则放大倍数有 5000 倍；若记录的方波振幅为 Amm，则放大倍数为 $(A/10) \times 5000$ 倍，且要求实测的放大倍数应大于或等于 5000 倍。

从记录纸上还可看到：从第一个方波开始点到第二个方波开始点之间，若经过 L 所用的时间为 t，则走纸速度 $v = L/t$ 可测出。本实验若测出的走纸速度在 $23.8 \sim 26.2\text{mm} \cdot \text{s}^{-1}$ 之间，则表示纸速正常。

在走纸过程中，从第一个方波到第二个方波之间，没有加其他信号，此段可观察是否有噪声和漂移。将测量结果和观察情况填入表 3-2-1 中。

3. 测量放大器的对称性及时间常数

调节基线控制旋钮 K_9，使描笔位于记录纸中线上，（然后用旋具调节记录盖板下的增益电位器"GAIN"，同时定标，直至描笔振幅为 10mm 为止，本实验该步不做）。按动 K_3 中的"START"键走纸，按住 K_4 键不松手，描笔向上打出波形，当描笔回到原基线位置（附近）时，立即松手，这时描笔向下跳动。待描笔再回画出一小段斜线后，将 K_3 中的"CHECK"键按下，停止走纸。分别调节 K_9，将描笔调至中心线以上 $8 \sim 10$mm 和中线以下 $8 \sim 10$mm 处，用同样的方法可绘出基线偏上和基线偏下时的对称曲线，如图 3-2-7 所示。从对称曲线上可测出向上振幅和向下振幅的幅值，填入表 3-2-2 中。当向上振幅与向下振幅之差的绝对值 ≤ 1.5mm 时，表示放大器对称性符合要求。

从基线在中心线上的对称曲线可测出时间常数。若测出振幅从 Amm 下降到 $0.37A$mm，所经过的毫米数为 N，则时间常数 $\tau = 0.04N$（s）。将测量结果和计算结果填入表 3-2-2 中。

4. 测量频率特性（本实验暂时不做）

将音频信号发生器的输出线，接心电图机的导联线的红、黄两线，使其输出 1.5mV（用真空管毫伏表来校正）正弦波信号。按动导联选择开关到"I"，则音频信号发生器的输出信号接入心电图机，改变输出信号频率，使其为 10，20，…，70Hz，将各信号频率及在记录纸上的波幅记录下来，填入表 3-2-3 中，并画出频率特性曲线。

【注意事项】

1. 按 K_4（1mV）键时不要用力按，否则容易损坏按钮。

2. 按秒表时，不要用力过度，否则容易将其损坏。

【实验数据记录与处理】

表 3-2-1　增益、噪声和漂移、阻尼、走纸速度记录表

增益		噪声和漂移		阻尼	走纸速度		
方波振幅 /mm	放大倍数	噪声	漂移		时间 /s	走纸长度 /mm	走纸速度 /(mm · s^{-1})
					$t =$	$L =$	$v =$
心电图笔迹剪纸							

表 3-2-2　放大器的对称性及时间常数记录表

放大器的对称性	基线在中心	向上振幅 A_1 /mm	$\vert A_1 - A_2 \vert =$	时间常数	经过的毫米数 $N = \underline{\quad}$ mm
		向下振幅 A_2 /mm			
	基线偏上	向上振幅 A_1 /mm	$\vert A_1 - A_2 \vert =$		
		向下振幅 A_2 /mm			时间常数 $\tau = 0.04N$ $= \underline{\quad}$ s
	基线偏下	向上振幅 A_1 /mm	$\vert A_1 - A_2 \vert =$		
		向下振幅 A_2 /mm			
心电图笔迹剪纸					

表 3-2-3　测量频率特性记录表

频率/Hz	5	10	20	30	40	50	60	70
波幅/mm								
心电图笔迹剪纸								

结果处理：心电图机的技术指标测量完毕后，分别将描记的七项指标的心电图笔迹纸取出，并贴在实验报告上，根据测量结果，对心电图机的性能给出结论。

【思考题】

1. 临床上使用心电图机前，为何要事先进行鉴定（即进行技术指标鉴定)?

2. 心电图机由哪几部分组成?

3. 心电图机的技术指标有哪些？怎样判断这些指标是否正常?

4. 心电图为一平面曲线。在直角坐标系中，其纵坐标表示什么物理量？横坐标表示什么物理量？纵坐标、横坐标的分度值（即坐标轴上每小格代表的物理量的大小）是由什么来确定的?

【附录】　热笔偏转式记录装置的基本结构和工作原理

如图 3-2-10 所示，在笔电机中有一永久磁铁，在磁铁的两个弧形磁极 N、S 之间固定着一个圆柱形铁心 A，矩形线圈安装在 A 的轴上，可绕轴偏转，描笔与线圈连在一起。当有电流通过时，线圈受到电磁力矩作用，带动描笔偏转一定角度，描笔的笔尖部分就在支承架上面的纸上，沿刃口描绘出长为 L 的直线。L 的长度与线圈中的电流大小成正比。

图 3-2-10   热笔偏转式记录装置

描笔是由一根空心的细金属管制成的，管内前端装有电阻丝，通电后描笔变热，该笔就叫作热笔。当温度较高的热笔在涂有一层蜡膜的记录纸上描记时，笔尖接触处的蜡膜被熔化，从而露出黑色的底色。这种记录纸叫作热敏纸。

描记时，描笔下面的记录纸带是以适当的速度移动的，移动的方向表示 x 轴，即时间轴，移动的距离表示时间。笔尖横向（即沿 y 轴）移动，在纸带上留下的就是信号强弱随时间变化的波形。

热笔式记录装置主要用在心电图机上。记录纸移动的速度为 25mm/s 或 50mm/s。可同时进行 1～4 支笔的描记。心电图机按照可以同时记录的导联数目，分为单道心电图机和多道心电图机。

顺便指出，热笔的温度要适当，温度过低会使描迹的边缘不清楚，难以辨认。温度过高则会使记录纸局部炭化或燃烧，长时间过热会因散热不良而将热笔烧坏。热笔的温度调节器通常是一个可变电阻器，调节可变电阻器就可以改变热笔的电源电压，达到调节笔温的目的。

实验 3-3　数码显微摄影

显微摄影

【实验目的】

1. 了解数码显微摄影的原理。
2. 掌握数码显微摄影的操作方法。
3. 初步学习 Photoshop 软件。

【实验器材】

生物显微镜、数码相机、计算机。

【实验原理与仪器描述】

显微摄影是把显微镜的物镜和目镜组成的光学系统作为相机的镜头，去拍摄人眼看不清的微小物体，这种对微小物体的放大成像可直接为教学科研服务。

根据显微镜原理可知，当被观察的标本放在物镜前焦点稍外处时，将在目镜前焦点内侧附近形成一个放大倒立的实像，这时通过目镜可看到标本放大的虚像，如图 3-3-1 所示。

F_0
物镜
F_1
目镜

图 3-3-1　显微摄影光路图（一）

如果使标本远离物镜，或升高目镜使目镜与物镜距离增大，则标本通过物镜后所成的像在目镜前焦点的外侧，这时目镜将此像再次放大，即可在目镜的另一侧得到一放大的实像，如图 3-3-2 所示。

若在目镜的实像处放置数码照相机，就能把标本拍摄下来，这就是数码显微摄影的原理。实验所用的数码显微摄影装置如图 3-3-3 所示。

图 3-3-2 显微摄影光路图（二）

图 3-3-3 数码显微摄影装置示意图

1—目镜 2—物镜 3—物镜转换器 4—粗动调焦手轮 5—微动调焦手轮
6—载物台垂直控制钮 7—载物台水平控制钮 8—电源开关
9—亮度调节旋钮 10—集光器 11—数码相机 12—样品夹

【实验步骤】

一、显微镜的调节

1. 打开照明

（1）打开显微镜的电源开关（8）。

（2）旋转亮度调节旋钮（9）调节光强，顺时针旋转增强光强，逆时针旋转降低光强。

2. 把样品放到载物台上

（1）逆时针旋转粗动调焦手轮（4），把载物台完全降下。

（2）向外打开样品夹（12），放上样品制片，然后轻轻松开样品夹（12），使其恢复原位。

（3）旋转载物台垂直控制钮（6）可沿前后方向移动样品制片；旋转载物台水平控制钮（7）可沿左右方向移动样品制片。边观察边移动样品到所需要的位置。

3. 聚焦

（1）旋转物镜转换器（3）使 4× 物镜转到样品之上。

（2）旋转物镜的粗调钮，使样品尽可能接近物镜。

（3）通过目镜观察样品，慢慢旋转粗调钮使载物台下降，粗聚焦后，旋转微调钮精确聚焦。

4. 调节光瞳间距

光瞳间距调节是指调节两个观察筒的距离从而可以观察到一个单一显微镜像，这可以大大减轻观察时的视觉疲劳。

5. 调节屈光度

屈光度的调节可以补偿观察者左、右眼的视力差。

（1）用右眼通过右边目镜镜头观察，并旋转粗调钮及细调钮使样品聚焦。

（2）用左眼通过左边目镜镜头观察，只旋转屈光度调节环使样品聚焦。

6. 调节聚光镜和孔径光阑

通常聚光镜放在最高位置，如果整个视场中亮度不够，可轻微降低聚光镜来提高光强。

7. 改变放大率

抓住物镜转换器（3），并将所需的物镜旋转至样品的上方。

二、拍摄与图像处理

打开数码相机开关，调节显微镜粗动调焦手轮（4）与微动调焦手轮（5），在数码相机显示屏上看到清晰的标本像后即可拍摄，并将拍摄图像导入计算机。打开 Photoshop 软件，获取自己所需的图像。打印图像。

【注意事项】

1. 请勿反复打开和关闭显微镜开关，否则开关会发生故障。

2. 样品制片放到载物台上时，要轻轻拨动样品夹，以免损坏载玻片边缘。

实验3-4 人耳听阈曲线的测定

【实验目的】

1. 掌握听觉实验仪的使用方法。
2. 了解听阈曲线的物理意义，测定人耳的听阈曲线。

【实验器材】

BD-Ⅱ-116 型听觉实验仪、立体声耳机、方格纸、直尺等。

【实验原理】

一、声强级、响度级和等响曲线

能够在听觉器官引起声音感觉的波动称为声波。通常声波的可闻频率范围为 20～20000Hz。

描述声波能量的大小常用声强和声强级两个物理量。声强是单位时间内通过的、垂直于声波传播方向的、单位面积的声波能量，用 I 来表示。声强级是声强的对数标度，它是根据人耳对声音强弱变化的分辨能力来定义的，用 L 来表示。L 与 I 的关系为

$$L = \lg \frac{I}{I_0}(\text{B}) = 10\lg \frac{I}{I_0}(\text{dB})$$

式中
$$I_0 = 10^{-12} \text{W} \cdot \text{m}^{-2}$$

人耳对声音强弱的主观感觉称为响度。它随声强的增大而增加，但两者并没有简单的线性关系，因为响度不仅取决于声强的大小，而且还与声波的频率有关，当不同频率的声波在人耳中引起相等的响度时，它们的声强级并不相等。在医学和物理学中用响度级来描述人耳对声音强弱的主观感觉，响度级的单位是 phon（方），它是选取频率为 1000Hz 的纯音为基准声音，并规定它的响度级在数值上等于其声强级（以 dB 计），将欲测的不同频率的声音与此基准声音比较，若该被测声音听起来与基准音的某个声强级一样响，这时基准声的声强级就是该被测声音的响度级。例如，频率为 100Hz、声强级为 72dB 的声音，与频率为 1000Hz、声强级为 60dB 的基准声音等响，则对于频率为 100Hz、声强级为 72dB 的声音，其响度级为 60phon；而频率为 1000Hz、声强级为 40dB 的声音，其响度级为 40phon。以频率的常用对数为横坐标、声强级为纵坐标，绘出不同频率的声音与 1000Hz 的标准声音等响时的声强级与频率的关系曲线，得到的曲线称为等响曲线。图 3-4-1 表示正常人的等响曲线。

引起听觉的声音，不仅在频率上有一定的范围，而且在声强上也有一定范

图 3-4-1 纯音的听觉域和等响曲线

围。就是说，对于任一在声波范围内（20Hz～20kHz）的频率来说，声强还必须达到某一数值才能引起人耳听觉。能引起听觉的最小声强叫作听阈，对不同频率的声波听阈不同，听阈与频率的关系曲线叫作听阈曲线。随着声强的增大，人耳感到声音的响度也提高了，当声强超过某一最大值时，声音在人耳中会引起痛觉，这个最大声强称为痛阈。对于不同频率的声波，痛阈也不同，痛阈与频率的关系曲线叫作痛阈曲线。由图 3-4-1 可知，听阈曲线即为响度级为 0phon 的等响曲线，痛阈曲线即为响度级为 120phon 的等响曲线。

在临床上常用听力计测定病人对各种频率声音的听阈值，与正常人在相应频率时的听阈值进行比较，借以诊断病人的听力是否正常。

二、听觉实验仪原理简介

听觉实验仪采用微电脑控制，产生的正弦信号，经衰减器送到功率放大器，就得到最大衰减为 0dB、断续分挡可调的电功率送到耳机，经耳机将电功率转变为同频率机械波，通过改变频率和衰减器的衰减量就可以分别测量不同人的左、右耳对不同频率纯音的听阈值。听觉实验仪原理框图如图 3-4-2 所示。

图 3-4-2 听觉实验仪原理示意图

【实验步骤】

1. 熟悉面板各键功能（见图 3-4-3），接通 AC220V 电源，预热 5min 以上。

图 3-4-3 听觉实验仪面板图

2. 将耳机插入面板上对应耳机插孔。

3. 被试者戴上耳机，有连接线的一侧要戴在右耳上，然后背向主试和仪器。

4. 测定人耳听阈值的步骤：

（1）调节"粗调"与"细调"频率的两个旋钮，依显示的频率值选择测定声响的频率。除频率为 16kHz 的允许误差为 5% 外，表 3-4-1 中其他测试频率的允许误差均为 3%。

（2）选择测试的右、左耳，可打开"右耳"或"左耳"开关，或两个都打开。

（3）选择"连续"或"间断"声响，并将开关拨向相应一方。选择"间断"声响，可有效判别听阈值左右的声响。

（4）按"声响调节"的"＋"或"－"键，增加或减少音量，每按一下，增加或减少 2dB，连续按着，将自动连续变化。

（5）"衰减 dB"和"声响 dB"。选择"声响 dB"，即开关拨向"声响 dB"上，这样测量出来的就是各待测频率下的实际听阈值。若选择了"衰减 dB"挡，则测量出来的各频率下的听阈值，还必须经过换算才能得到实际的听阈值。

（6）音量初值有两挡可选择，"高音量"为 0～66dB 衰减，"低音量"为 34～100dB 衰减。对于正常听力的被试者，测试的听阈值通常在"低音量"段。在"低音量"段测试时，若对于某一频率，其听阈值测不出来时，可改在"高音量"段上测试。

（7）用渐增法测定：将声响强度衰减到被试者听不到处开始，逐渐减小衰减量（增强声响），当被试者听到声音后，举手示意即可，主试停止减小衰减量，此时的响度为该被试人员在此频率的听阈值 L，然后反复核实 2～3 次，若每次测量结果不同，但彼此之差不超过 4dB，则取这几次测量值的平均值的整数作为该频率下的听阈值并填入表 3-4-1 中。

5. 听阈曲线的绘制。

用上述方法可以方便地测量出被试者在测定的各个频率点的听阈值，并将其填入表 3-4-1 中。以频率的常用对数 $\lg \nu$ 为横坐标，以听阈值 L 为纵坐标，将测得各点连成曲线，该曲线为被试者的听阈曲线。分别绘制出左耳与右耳两条听阈曲线。

6. 关闭电源开关，整理实验仪器。

【实验数据记录与处理】

表 3-4-1 不同频率下的人耳听阈数值

ν/Hz	125	250	500	1k	2k	4k	8k	16k
$\lg \nu$	2.1	2.4	2.7	3.0	3.3	3.6	3.9	4.2
左耳听阈值 $L_{左}/\text{dB}$								
右耳听阈值 $L_{右}/\text{dB}$								

测量日期_____ 被检查人姓名_____ 检查人姓名_____ 仪器编号_____

【注意事项】

1. 本仪器的使用需要在外界干扰很小的条件下测试（最好能在隔音室内进行），而且只有在被试者精神完全放松时，才能得到准确可靠的结果。

2. 避免节律给声，节律给声也是一种暗示。

3. 使用"声响调节"按钮时，用力要轻。

4. 耳机的连接线易断，使用时应注意。

5. 本仪器使用环境应远离强无线电干扰源和强动力源（如大功率动力变压器和大功率电动机，电焊机高频感应炉等）。

6. 长时间不用时，则每 2 个月连续通电 4~8h。存放处应无较强的磁场，以防耳机退磁。

7. 因为耳机有退磁，灵敏度下降的现象，所以每两年重绘一次校准曲线。

8. 耳机为经过改装校正后的本仪器专用耳机，不能用作它用。

实验3-5　亥姆霍兹线圈磁场及梯度磁场的调节与测量

【实验目的】

1. 了解载流线圈与亥姆霍兹线圈磁场分布特点。
2. 掌握弱磁场的测量方法。
3. 证明磁场的叠加原理，设计梯度磁场。

【实验器材】

亥姆霍兹线圈（Helmholtz coil）磁场测定仪。

【实验原理】

一、载流圆线圈轴线上的磁场分布

设圆线圈的半径为 R，匝数为 N，在通以电流 I 时，根据毕奥-萨伐尔定律（Biot-Savart law），则线圈轴线上一点 P 的磁感应强度

$$B = \frac{\mu_0 I R^2 N}{2(R^2 + x^2)^{3/2}} \qquad (3\text{-}5\text{-}1)$$

式中，μ_0 为真空磁导率；x 为 P 点坐标。原点在线圈的中心，线圈轴线上磁感应强度 B 与 x 的关系如图 3-5-1 所示。

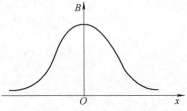

图 3-5-1　载流圆线圈 B-x 曲线图

二、亥姆霍兹线圈轴线上的磁场分布

亥姆霍兹线圈大量应用于 NMR 波谱仪中，由于可在其中央空间内产生非常均匀的磁场，它在 MRI 系统中也得到了广泛的应用。

亥姆霍兹线圈是由一对半径 R、匝数 N 均相同的圆线圈组成，两线圈彼此平行而且共轴，如图 3-5-2 所示。当线圈间距大于 R 时，线圈轴线上的磁感应强度如图 3-5-3a 中的曲线所示；当线圈间距等于 R 时，线圈轴线上的磁感应强度如图 3-5-3b 中的曲线所示；当线圈间距小于 R 时，线圈轴线上的磁感应强度如图 3-5-3c 中的曲线所示。坐标原点取在两线圈中心连线的中点 O。

图 3-5-2　亥姆霍兹线圈

当两线圈间距为 R 时，给两线圈通以同方向、同大小的电流 I，它们在轴线上任一点 P 产生的磁场方向将一致，A 线圈对 P 点的磁感应强度

$$B_{\mathrm{A}} = \frac{\mu_0 I R^2 N}{2\left[R^2 + \left(\dfrac{R}{2} - x\right)^2\right]^{3/2}} \tag{3-5-2}$$

a) b) c)

图 3-5-3 亥姆霍兹线圈轴线上的磁场分布

B 线圈对 P 点的磁感应强度

$$B_{\mathrm{B}} = \frac{\mu_0 I R^2 N}{2\left[R^2 + \left(\dfrac{R}{2} + x\right)^2\right]^{3/2}} \tag{3-5-3}$$

在 P 点处产生的合磁感应强度

$$B = \frac{\mu_0 I R^2 N}{2\left[R^2 + \left(\dfrac{R}{2} + x\right)^2\right]^{3/2}} + \frac{\mu_0 I R^2 N}{2\left[R^2 + \left(\dfrac{R}{2} - x\right)^2\right]^{3/2}} \tag{3-5-4}$$

由式（3-5-4）可以看出，B 是 x 的函数，公共轴线中点 $x = 0$ 处 B 值为

$$B(0) = \frac{\mu_0 N I}{R}\left(\frac{8}{5^{3/2}}\right)$$

很容易算出在 $x = 0$ 处和 $x = R/10$ 处两点的 B 值相对差异约为 0.012%，在理论上可以证明，当两线圈的距离等于半径时，在原点 O 附近的磁场非常均匀，故在生产和科研中有较大的应用价值，也常用于弱磁场的计量标准。

三、梯度磁场

在 MRI 中，梯度磁场用于空间定位。梯度磁场是由通电的梯度线圈建立的，通常的梯度线圈是由一对通电方向相反的线圈构成。当两线圈通过电流方向相反时，在 O_{A} 与 O_{B} 段建立与 x 线性相关的磁场称为梯度磁场，其磁感应强度曲线如图 3-5-4 所示。在实际应用中，可通过对通电电流的大小及线圈的大小、间距及几何形状的调节获得梯度磁场。

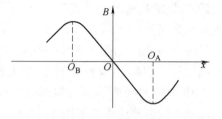

图 3-5-4 梯度磁场磁感应强度曲线

【仪器介绍】

实验装置如图 3-5-5 所示，它由圆线圈和亥姆霍兹线圈实验平台（包括两

个圆线圈、固定夹、不锈钢直尺等)、高灵敏度毫特计和数字式直流稳流电源等组成。

图 3-5-5　亥姆霍兹线圈实验装置图

1—毫特计读数　2—电流表读数　3—直流电流源输出端　4—电流调节旋钮
5—调零旋钮　6—传感器插头　7—固定架　8—霍尔传感器　9—大理石台面
10—线圈　a、b、c、d—接线柱

1. 实验平台。两个圆线圈各 500 匝，圆线圈的平均半径 $R = 10.00\text{cm}$。实验平台的台面应在两个对称圆线圈轴线上，台面上有相间 1.00cm 的均匀刻线。

2. 高灵敏度毫特计。它用两个参数相同的 95A 型集成霍尔传感器，配对组成探测器，经信号放大后，用三位半数字电压表测量探测器输出信号。该仪器量程为 0 ~ 2.000mT，分辨率为 $1 \times 10^{-6}\text{T}$。

3. 数字式直流稳流电源。它由直流稳流电源、三位半数字式电流表组成。当两线圈串接时，电源输出电流为 50 ~ 200mA，连续可调；当两线圈并接时，电源输出电流为 50 ~ 400mA，连续可调。数字式电流表显示输出电流的数值。

【实验内容与步骤】

一、载流圆线圈和亥姆霍兹线圈轴线上各点磁感应强度测量

1. 按图 3-5-5 接线（直流稳流电源中数字电流表已串接在电源的一个输出端），测量电流 I 为 100mA 时，单线圈 A 轴线上各点的磁感应强度 $B(\text{A})$，每隔 1.00cm 测一个数据。实验中，应注意毫特计探头沿线圈轴线移动。每测量一个数据，必须先在直流电源输出电路断开（$I = 0$）调零后，才进行测量和记录数据。

2. 将测得的圆线圈中心点的磁感应强度与理论公式 $B_0 = \dfrac{\mu_0 IN}{2R}$ 计算结果进行比较。

3. 在轴线上某点转动毫特计探头，观察一下该点磁感应强度的方向：转动探测器观察毫特计的读数值，读数值最大时传感器法线方向，即是该点磁感应强度方向。

4. 将线圈 A 与线圈 B 之间间距调节到与线圈半径相等，即 $d = R$。取电流值 $I = 100mA$，分别测量线圈 A 和线圈 B 单独通电时，轴线上各点的磁感应强度值 $B(A)$ 和 $B(B)$，然后测两线圈在通同样方向电流 $I = 100mA$ 时，在轴线上各点的磁感应强度值 $B(A+B)$。在同一张作图纸上作 $B(A)$-x，$B(B)$-x，$B(A+B)$-x，$[B(A) + B(B)]$-x 曲线，验证磁场叠加原理，即载流亥姆霍兹线圈轴线上任一点磁感应强度 $B(A+B)$ 是两个载流单线圈在该点上产生磁感应强度之和 $B(A) + B(B)$。

5. 改变两线圈间距，测量轴线上各点磁感应强度。分别把两线圈间距调整为 $d = R/2$，$d = 2R$ 时，绘制出两线圈轴线上磁感应强度 B 与位置 x 之间的关系曲线，证明磁场叠加原理。

二、梯度磁场的设计

使两线圈间距为 R，连线时使两线圈中的电流方向相反，测量在电流为 $I = 100mA$ 时，轴线上各点的磁感应强度值，绘制磁感应强度 B 与位置 x 之间的关系曲线。

【注意事项】

1. 开机后，应至少预热 10min，再进行实验。

2. 每测量一点的磁感应强度值，换另一位置测量时，应断开线圈电路，在电流为零时调零，然后接通线圈电路，进行测量和读数。调零的作用是抵消地磁场的影响及对其他不稳定因素的补偿。

【思考题】

1. 霍尔传感器能否测量交流磁场？

2. 为什么每测一点，毫特计必须事先调零？

3. 用霍尔传感器测量磁场时，如何确定磁感应强度方向？

第四章

综合设计实验

<<<<<

 实验4-1　声速的测量

【实验目的】

了解超声波的产生、发射和接收方法，用干涉法和相位法测量声速。

【实验器材】

低频信号发生器、示波器、超声声速测定仪、频率计等。

【实验原理】

在弹性介质中，频率从20Hz到20kHz的振动所激起的机械波称为声波，高于20kHz称为超声波，超声波的频率范围在$2 \times 10^4 \sim 5 \times 10^8$ Hz之间。超声波的传播速度，就是声波的传播速度。超声波具有波长短，易于定向发射等优点，在超声波段进行声速测量比较方便。

声速是声波在介质中传播的速度。声波在空气中的传播速度

$$v = \sqrt{\frac{\gamma RT}{M}} \tag{4-1-1}$$

式中，γ是空气比定压热容和比定容热容之比$\left(\gamma = \dfrac{c_p}{c_V}\right)$；$R$是摩尔气体常数；$M$是气体的摩尔质量；$T$是热力学温度。由式（4-1-1）可见，温度是影响空气中声速的主要因素。如果忽略空气中的水蒸气和其他杂物的影响，在0℃（$T_0 = 273.15$K）时的声速

$$v_0 = \sqrt{\frac{\gamma RT_0}{M}} = 331.45 \text{m} \cdot \text{s}^{-1} \tag{4-1-2}$$

在t℃时的声速

$$v_t = v_0 \sqrt{1 + \frac{t}{273.15}} \tag{4-1-3}$$

由波动理论知道，波的频率 f、波速 v 和波长 λ 之间有以下关系：

$$v = f\lambda \tag{4-1-4}$$

所以，只要知道频率和波长即可求出波速。本实验用低频信号发生器控制换能器，信号发生器的输出频率就是声波的频率。声波的波长可用驻波法（共振干涉法）和行波法（相位比较法）测量。

一、驻波法（共振干涉法）**测波长**

图 4-1-1 是超声声速测定仪的示意图。

图 4-1-1　超声声速测定仪示意图

由声源发出的平面波沿 x 方向传播，经前方平面反射后，入射波和反射波叠加。这两列波有相同的振动方向、相同的振幅 A、相同的频率 f 和波长 λ，在 x 轴上以相反的方向传播。它们的波动方程分别是

$$y_1 = A\cos 2\pi\left(ft - \frac{x}{\lambda}\right)$$

$$y_2 = A\cos 2\pi\left(ft + \frac{x}{\lambda}\right)$$

叠加后的合成波为

$$y = y_1 + y_2 = A\cos 2\pi\left(ft - \frac{x}{\lambda}\right) + A\cos 2\pi\left(ft + \frac{x}{\lambda}\right)$$

$$= \left(2A\cos 2\pi\frac{x}{\lambda}\right)\cos 2\pi ft \tag{4-1-5}$$

两波合成后介质中各点都在做同频率的简谐振动。各点的振幅为 $2A\cos 2\pi\dfrac{x}{\lambda}$，与时间 t 无关，是位置 x 的余弦函数。对应于 $\left|\cos 2\pi\dfrac{x}{\lambda}\right| = 1$ 的各点振幅最大，称为波腹；对应于 $\left|\cos 2\pi\dfrac{x}{\lambda}\right| = 0$ 的各点振幅最小，称为波节。要使 $\left|\cos 2\pi\dfrac{x}{\lambda}\right| = 1$，应有

$$2\pi\frac{x}{\lambda} = \pm n\pi, \ n = 0, \ 1, \ 2, \ 3, \ \cdots$$

因此在

$$x = \pm n\frac{\lambda}{2}, \ n = 0, \ 1, \ 2, \ 3, \ \cdots$$

处就是波腹的位置，相邻两波腹间的距离为 $\frac{\lambda}{2}$（半波长）。

同理，可求出波节的位置是

$$x = \pm(2n+1)\frac{\lambda}{4}, n = 0, 1, 2, 3, \cdots$$

相邻两波节之间的距离也是 $\frac{\lambda}{2}$。所以，只要测得相邻两波腹（或波节）的位置 x_n、x_{n+1}，即可得 $\lambda = 2\,|x_{n+1} - x_n|$。

二、相位比较法测波长

参见图 4-1-1，发射换能器 S_1 发出的超声波通过传声介质（空气）到达接收器 S_2。所以，在同一时刻 S_1 处的波和 S_2 处的波有一相位差，其相位差与发射波的波长 λ、S_1 和 S_2 间的距离 l 有如下关系：

$$\varphi = 2\pi\frac{l}{\lambda} \tag{4-1-6}$$

由式（4-1-6）可见，S_1 和 S_2 之间的距离 l 每改变一个波长，相位差就改变 2π。

两个相互垂直的简谐运动的叠加可以得到李萨如图形。如果这两个简谐运动的频率相同，则可得到最简单的李萨如图形（见图 4-1-2）。当两个同频率的简谐运动的相位差从 $0 \rightarrow \pi$ 变化时，图形会由斜率为正的直线变为椭圆继而再变到斜率为负的直线。

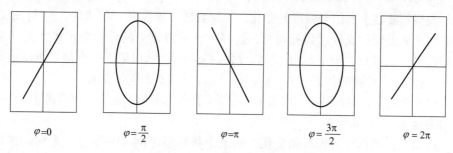

$$\varphi = 0 \qquad \varphi = \frac{\pi}{2} \qquad \varphi = \pi \qquad \varphi = \frac{3\pi}{2} \qquad \varphi = 2\pi$$

图 4-1-2 李萨如图形与两垂直简谐运动的相位差

【实验内容】

一、仪器描述

超声声速测定仪的主要部件是两个压电陶瓷换能器和一个游标卡尺。压电换能器可以把电能转换为声能，作为声波发射器之用；也可以把声能转换为电能，作声波接收器之用。压电换能系统的谐振频率为f_0，当外加电信号的频率等于系统的谐振频率时，压电换能器产生机械谐振，这时产生的声波最强。信号发生器输出的正弦电压加在发射换能器S_1上产生声波，换能器S_2接收声波，并将声压转换成电信号输入到示波器，当系统处于谐振状态时，示波器上显示的信号幅度最大，发射换能器S_1与接收换能器S_2之间的距离可以从仪器上的游标卡尺读出。

二、调整仪器使系统处于最佳工作状态

1. 旋松发射换能器S_1固定环上的固紧螺钉，使S_1的端面与游标卡尺滑动的方向垂直后再旋紧，将接收换能器S_2移近S_1，旋松S_2的固紧螺钉，调节S_2，使其端面平行S_1的端面再旋紧，两端面严格平行才能进行驻波测量。

2. 调整低频信号发生器输出谐振频率f_0。

按图4-1-1接好线路，一般换能器的输入和输出插口均为红色接信号，黑色接地。移动尺的游标（接收换能器S_2固定其上），使换能器S_2和S_1端面距离5cm左右，调整低频信号发生器输出的正弦幅度，同时调整接收端的示波器，使示波器屏幕上有适当的信号幅度。然后，移动游标尺，寻找信号幅度最强的位置。找到后，调节信号发生器的输出频率，使示波器上的信号幅度最大，再用微调旋钮微调输出频率，使示波器上有更大的信号幅度。此时信号发生器输出的频率值即为本系统的谐振频率f_0。可以反复上述过程数次，以寻找本系统准确的谐振频率值f_0。频率值可由信号发生器上读出，也可以由频率计测量。下面的测量将在谐振频率下进行。

三、驻波法（共振干涉法）测波长和声速

参见图4-1-1，测量前移动游标，将S_2从一端缓慢移向另一端，并来回几次，观察示波器上的信号幅度的变化，了解波的干涉现象。测量时，S_1与S_2之间的距离从近到远或从远到近均可，选择一个示波器上的信号幅度最大处（驻波的波腹）为起点，记下S_2的位置，缓慢移动S_2，依次记下每次信号幅度最大时S_2的位置（波腹的位置）x_1，x_2，…，x_{12}，共12个值。要求：

（1）用逐差法处理数据，求出λ。由谐振频率f_0和测出的λ，利用式（4-1-4）算出声速v，并计算误差。

逐差法：当自变量等间隔变化，而两个物理量之间又呈线性关系时，采用逐差法。x代表每次测量值，取偶数个测量值，按顺序分成相等数量的两组$(x_1, x_3, …, x_{11})$和$(x_2, x_4, …, x_{12})$，取两组对应项之差，再求平均，即

$$\bar{b} = \frac{1}{6}[(x_2 - x_1) + (x_4 - x_3) + \cdots + (x_{12} - x_{11})]$$

由于$\bar{b} = \dfrac{\lambda}{2}$，所以可测出波长为$\lambda = 2\bar{b}$。

（2）记下实验室的室温 t（取实验开始时的室温与实验结束时的室温的平均值）。由式（4-1-3）算出 v_t，与测量值相比较，并对结果进行讨论。

四、相位比较法测波长和声速

仪器的连接如图 4-1-3 所示。（也可以依照图 4-1-1，在信号发生器的输出接线柱上再增加一根导线，接到示波器的 x 输入）注意将示波器 x 扫描旋钮旋至"外接"。

图 4-1-3 声速测量仪装置——相位法测波长

调节示波器使屏上出现李萨如图形。缓慢地增加（或减小）S_1 和 S_2 之间的距离（即改变两输入波的相位差），屏上就会反复出现图 4-1-2 所示的图形，每移动半个波长，就会出现直线图形。

测量时，将 S_2 从声源 S_1 附近慢慢移开，依次测出屏上出现直线时所对应的 S_2 的位置 x_1，x_2，x_3，$\cdots$，x_{12}，共 12 个值。用逐差法处理数据，求出波长、声速及其误差，将结果与式（4-1-3）的计算值做比较，并进行讨论。

【注意事项】

1. 有效测量距离小于 15cm。
2. 测距读数精度 0.01mm。
3. S_1 和 S_2 两端面严格平行。

【思考题】

1. 固定两换能器的距离改变频率，以求声速，是否可行？
2. 各种气体中的声速是否相同，为什么？

实验4-2 压力传感器特性及人体心率与血压的测量

【实验目的】

1. 了解气体压力传感器的工作原理、测量气体压力传感器的特性。

2. 掌握利用气体压力传感器、放大器和数字电压表组装成数字式压力表的原理和方法。

3. 掌握利用标准指针式压力表对数字式压力表进行定标的原理和方法。

4. 了解人体心率与血压的测量原理。

压力传感器特性
及人体心率
与血压测量

【实验器材】

压力传感器特性及人体心率与血压测量实验仪、10mL 注射器、测血压袖套和听诊器。

【实验原理】

一、集成压力传感器的基本原理

压力传感器是把压力（压强）大小转变成相应电信号的器件。集成压力传感器是以硅为主要材料，把用来感受压力的硅应变膜、应变电阻，以及采集应变信号的桥式电路、放大输出电路等集于一个芯片上的器件。其中的应变电阻是通过在硅应变膜上适当掺杂且直接扩散而形成的，掺杂后的晶格取向有两个方向，且互相垂直。当应变膜发生形变时，应变电阻的阻值按晶格取向增加或减小。应变电阻一般有 4 个，按晶格取向分为 R_1、R_3 和 R_2、R_4 两组。压力传感器的基本结构示意图如图 4-2-1a 所示。

引脚	定义
1	GND
2	V+
3	UT+
4	空
5	V−
6	GND

a)   b)

图 4-2-1 压力传感器基本结构及桥式电路

4 个应变电阻连接成如图 4-2-1b 所示的桥式电路。若在 2、5 两端施加电压 U，当应变膜无形变时，4 个应变电阻阻值相等，即 $R_1 = R_2 = R_3 = R_4 = R$，1、3 两端的输出电压 $u = 0$。当气体进入压力腔并作用于硅应变膜上时，应变膜弯曲形变，并使其上的 4 个应变电阻分别产生拉伸和压缩形变，从而使应变电阻发生变化。由于晶格取向不同，靠近中心的两个应变电阻（R_1、R_3）阻值增加 ΔR，而靠近边缘的两个应变电阻（R_2、R_4）阻值减小 ΔR。此时 1、3 两端的输出电压为

$$u = \frac{U}{R} \Delta R$$

由上式可知，若外加电压 U 和应变电阻静态阻值 R 保持不变，则输出电压 u 与 ΔR 呈线性关系。只要在设计时保证输入压力与应变电阻的应变量呈线性关系，即可保证输入压力与输出 u 之间呈线性关系。因此，变化的压力（如血压）可通过压力传感器转变成按正比例变化的电信号。

本实验所用集成压力传感器为 MPS3100 型，其输出桥路及引脚定义如图 4-2-1b 所示，工作电压为 +5V，当气体压强范围 0 ~ 40kPa 时，输出电压范围 0 ~ 75mV（典型值），由于制造工艺限制，传感器在 0kPa 时，其输出不为零（典型值 ±25mV），故可以在 1、6 引脚之间串接小电阻来进行调整。

二、压力传感器特性及数字压力表（血压计）

若在压力传感器的输出端接一只数字电压表，在压力（压强）输入端，通过三通管接一只指针式压力表，改变输入的压力（压强）p，可从数字电压表中读出与之相应的输出电压值 u。作 u-p 图，可得压力与输出电压的线性关系。

因传感器电压与压力（压强）有一一对应的关系，所以可用压力（压强）大小来标定电压表，即把压力传感器和数字电压表组合起来，构成一只数字压力表（血压计）。

三、血压测量

心脏工作时，血管内血液对血管壁的侧压强称为血压。心脏收缩时主动脉中血压的最高值称为收缩压，也称高压；心脏舒张时主动脉血压的最低值称为舒张压，也称低压。主动脉血压一般采用间接测量法，临床上通常测得上臂肱动脉血压，并以高出大气压的数值表示。当用数字血压计测量时，把气袋缠在肘关节上部，听诊器置于肱动脉处，通过充气加压先阻断动脉血流，然后缓慢减压，当气袋压强等于主动脉收缩压时，血流通过，并听到第一个脉动湍流声（柯氏音），此时压力计显示数值即收缩压。继续缓慢减压，当气袋压强等于舒张压时，脉动湍流声消失，此时压力计显示数值即舒张压。此种血压测量方法称为柯氏音法，是由俄国医生柯洛特柯夫（Korotkov）在 1905 年首先提出的。

【仪器描述】

实验仪由 6 部分组成：指针式压力表，MPS3100 型气体压力传感器及放大器，数字电压表，HK2000B 型压阻脉搏传感器及放大器，智能脉搏计数器，两组直流稳压电源。仪器面板结构如图 4-2-2 所示。

图 4-2-2　压力传感器特性及人体心率与血压测量实验仪面板示意图

本仪器接通电源后，除了测量仪表及直流稳压电源外，实验电路（传感器）必须接上所规定的电压（5V）后才能工作。为方便连接线路，在面板上的适当位置安装了插线柱，实验时，利用插线柱、插接线把线路连接起来。实验组装的数字压力计（0~32kPa）在定标后才能使用（1mmHg = 0.133322kPa）。

本实验所用气体压力表为精密微压表，压强的实际测量范围在 4~32kPa 之间，实验时，气体压力严禁超过 36kPa（瞬态），瞬态超过 40kPa 可能会损坏压力表。

【实验内容】

实验前，打开仪器开关预热 5min，待仪器稳定后再开始实验。

一、MPS3100 型气体压力传感器的特性测量

1. 在 MPS3100 型气体压力传感器的输入端加直流工作电压（+5V），输出端接数字电压表。

2. 用橡皮管将注射器的针孔与压力表连通，注意连接前把活塞拉至 8mL 位置，然后缓慢推进活塞以改变管路内的其他压强。

3. 记录压力表指示的压力（4~32kPa，测 8 个点），以及与此相对应的气体

压力传感器的输出电压，数据记录填入表4-2-1中。

二、数字式压力表（血压计）的组装和定标

1. 用插接线将 MPS3100 型气体压力传感器的输出端与放大器的输入端连接，再将放大器输出端与数字电压表连接。

2. 将放大器零点与放大器倍数调整好后，将开关按在 kPa 挡，即此时电压表显示的是压强值，单位是 kPa。组装好的数字式压力表可用于人体血压或气体压强的测量，并以数字形式显示。

3. 反复调整气体压强为 4kPa 与 32kPa 时放大器的零点与放大倍数，使数字式压力表的示数在 4kPa 与 32kPa 时均与左方的气体压力表相一致。

三、血压测量

1. 将测血压用的袖套缠绑在肘关节上部，并把医用听诊器的探头放在袖套内肱动脉处。

2. 袖套连通管通过三通接头与仪器进气口连通，用压气球向袖套压气至 20kPa 时，打开排气口缓慢排气，同时用听诊器听脉搏湍流声（柯氏音），当听到第一次柯氏音时，记下压力表的读数，即为收缩压，最后一次听到的柯氏音所对应的压力表读数即为舒张压。

3. 如果对读出的舒张压读数不太肯定，可以用压气球补气至舒张压之上，再次缓慢排气来读出舒张压。

四、测量心率

1. 将压阻式脉搏传感器放在手臂脉搏最强处，用信号输入线将示波器输入端与脉搏传感器插座连接，接上电源（+5V），绑上血压袖套，稍加些压力（压几下压气球，压强以示波器能看到清晰脉搏波形为准，如果不用示波器则要注意脉搏传感器的位置，调整到计次灯能准确跟随心跳频率）。

2. 按下"计次/保存"键，仪器将会在 1min 内自动测出每分钟脉搏的次数并以数字形式显示测出的脉搏次数。

【实验数据记录与处理】

1. 记录 MPS3100 型气体压力传感器的输出特性的数据于表4-2-1中。

表4-2-1　MPS3100 型气体压力传感器的输出特性

气体压强 p/kPa	4.0	8.0	12.0	16.0	20.0	24.0	28.0	32.0
输出电压 u/mV								

2. 画出气体压力传感器的输出电压 u 与压强 p 的关系曲线，计算气体压力传感器的灵敏度及线性相关系数。

$A =$ _____ mV·kPa^{-1}，相关系数 $r =$ _____。

3. 记录血压测量数值。

姓名_____收缩压_____ kPa，舒张压_____ kPa。

4. 记录心率数值。

心率_____次/min。

【注意事项】

实验时，严禁瞬态气体压强超过 36kPa，否则会损坏压力表。

【思考题】

1. 气体压力传感器由哪几部分组成？测量气体压强的原理是什么？

2. 什么是收缩压和舒张压？为什么用肱动脉处测得的血压表示主动脉血压？

实验4-3 温度传感器的特性及人体温度的测量

【实验目的】

1. 熟悉几种常见温度传感器的工作特性。

2. 掌握用恒压源电流法测量负温度系数热敏电阻与温度的关系，以及 PN 结温度传感器正向电压与温度的关系。

3. 了解数字式电子温度表对人体各部位的温度测量及人体各部位的温差。

【实验器材】

温度传感器特性及人体温度测量实验仪。

【实验原理】

一、NTC 热敏电阻

1. 恒压源电流法测量热电阻：恒压源电流法测量热电阻，电路如图 4-3-1 所示。电源采用恒压源，R_1 为已知数值的电阻，R_t 为热电阻，U_{R_1} 为 R_1 两端的电压，U_{R_t} 为 R_t 两端的电压，U_{R_1} 监测电路的电流。当电路电压恒定、温度恒定时，若 U_{R_1} 一定，则电路的电流 I_0 为 U_{R_1}/R_1，只要测出热电阻两端的电压 U_{R_t}，即可知道被测热电阻的阻值。当电路电流为 I_0，温度为 T 时，热电阻 R_t 为

$$R_t = \frac{U_{R_t}}{I_0} \tag{4-3-1}$$

2. 负温度系数（NTC）热敏电阻温度传感器：热敏电阻是利用半导体电阻阻值随温度变化的特性来测量温度的，按电阻阻值随温度升高而减小或增大，分为 NTC 型（负温度系数热敏电阻）、PTC 型（正温度系数热敏电阻）和 CTC（临界温度热敏电阻）。NTC 型热敏电阻阻值与温度的关系呈指数下降关系，但也可以找出热敏电阻某一较小的、线性较好范围加以应用（如 35～42℃）。如需对温度进行较准确的测量则需配置线性化电路进行校正测量。以上三种热敏电阻的特性曲线如图 4-3-2 所示。

在一定的温度范围内（小于 150℃）NTC 热敏电阻的电阻 R_t 与温度 T 之间的关系为

$$R_T = R_0 e^{B(1/T - 1/T_0)} \tag{4-3-2}$$

式中，R_T、R_0 是温度分别为 T、T_0 时的电阻值（T 为热力学温度，单位为 K）；B 是热敏电阻材料常数，一般情况下 B 为 2000～6000K。热敏电阻一定，B 为常数，对式（4-3-2）两边取对数，则有

$$\ln R_T = B\left(\frac{1}{T} - \frac{1}{T_0}\right) + \ln R_0 \tag{4-3-3}$$

由式（4-3-3）可见，$\ln R_T$ 与 $1/T$ 呈线性关系，作 $\ln R_T$-$1/T$ 关系图，由斜率即可求出常数 B。

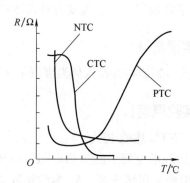

图 4-3-1　热敏电阻温度传感器　　　图 4-3-2　热敏电阻的电阻-温度特性曲线

二、PN 结温度传感器

PN 结温度传感器是利用半导体 PN 结的正向结电压对温度进行测量，实验证明，电流一定时，PN 结的正向电压与温度之间具有线性关系。通常将硅晶体管 b、c 极短路，用 b、e 极之间的 PN 结作为温度传感器测量温度。硅晶体管基极和发射极间的正向导通电压 U_{be} 一般约为 600mV（25℃），且与温度成反比。线性良好，温度系数约为 −2.3mV/℃，测温精度较高，测温范围可达 −50 ~ 150℃。PN 结组成二极管的电流 I 和电压 U 满足下面的关系式：

$$I = I_s\left[e^{qU/(kT)} - 1\right] \tag{4-3-4}$$

在常温条件下，当 $U > 0.1$V 时，式（4-3-4）可近似为

$$I = I_s e^{qU/(kT)} \tag{4-3-5}$$

式（4-3-4）、式（4-3-5）中，电子的电荷量 $q = 1.602 \times 10^{-19}$C；玻耳兹曼常数 $k = 1.381 \times 10^{-23}$J·K^{-1}；$T$ 为热力学温度；I_s 为反向饱和电流。

在正向电流保持恒定且电流较小的条件下，PN 结的正向电压 U 和热力学温度 T 近似满足下面线性关系：

$$U = BT + U_{g0} \tag{4-3-6}$$

式中，U_{g0} 为半导体材料在 $T = 0$K 时的禁带宽度；B 为 PN 结的结电压温度系数。实验测量如图 4-3-3 所示。图中用 +5V 恒压源使流过 PN 结的电流约为 400μA

（25℃）。

测量 U_{be} 时用 U_{be1}、U_{be2} 两端，作传感器应用时从 U_{be2} 输出。

三、电压型集成温度传感器（LM35 型）

集成温度传感器是将热敏元件、放大器、温度补偿元件及测量电路集成在一个基片上的测温器件，电压型集成温度传感器的输出电压与温度成正比。LM35 电压型集成温度传感器其工作温度范围为 $-55 \sim +150℃$，灵敏度为 10mV/K，被测温度与输出电压 U 之间的关系为

$$U = kt \tag{4-3-7}$$

式中，k 为传感器的灵敏度；t 为摄氏温度。实验测量时只要直接测量其输出端电压 U，即可知待测量的温度。

图 4-3-3　PN 结温度传感器

【仪器描述】

实验装置面板分布如图 4-3-4 所示。实验装置有 6 部分，即温度传感器、放大器、电源、数字电压表、控温仪，以及干井恒温加热炉。实验时，按面板电路图插接好实验电路，将温度传感器（Pt100）插入干井式恒温加热炉的一个井

图 4-3-4　温度传感器特性及人体温度测量实验仪面板示意图

孔，待测传感器插入另一个井孔就能开始实验。

【实验步骤】

一、测量 NTC 型热敏电阻的电阻-温度特性曲线并制作数字式人体温度计

1. 按面板指示接线，连接恒压源、热敏电阻等。将温控传感器 Pt100 铂电阻（A 级）插入干井式恒温加热炉的中心井，另一只待测试的 NTC 热敏电阻（1kΩ）插入干井式恒温加热炉另一井。

2. 先测量室温时热敏电阻两端电压 U_{R_t}，同时测量 U_{R_1} 电压，然后起动加热器，每隔 5.0℃ 设置一次控温系统的温度，在控温稳定 2min 后，测量热敏电阻两端的电压，同时测量 U_{R_1} 电压，由 $I_0 = U_{R_1}/R_1$ 得到热敏电阻上通过的电流，直到 60.0℃ 为止。根据 $R_t = U_{R_t}/I_0$，利用 U_{R_t}、电流 I_0，计算该温度时热敏电阻的阻值，从而得到 NTC 热敏电阻在一系列温度下的电阻值。

3. 对 $\ln R_T - 1/T$ 关系数据进行拟合，得到 R_T 与 $1/T$ 的关系公式，并求出常数 B。

4. 选取 35~42℃ 作为电阻 R 与 t（摄氏温度）近似呈线性关系的温度范围，制作数字温度计，并与标准水银温度计进行对比测量。

5. 利用自己组装的数字式人体温度计对人体部分部位（腋下、眉心、手掌内）的温度进行测量并与水银体温表所测量的温度进行比较，了解人体各部位温差的原因。

二、PN 结温度传感器温度特性的测量及应用

将温控传感器 Pt100 铂电阻插入干井式恒温加热炉中心井，PN 结温度传感器插入干井式恒温加热炉的另一个井内。按要求插好连线，从室温开始测量，然后起动加热器，每隔 10.0℃ 设置控温系统温度，测量 PN 结正向导通电压 U 与热力学温度 T 的关系，通过作图求出 PN 结温度传感器的灵敏度。

制作电子温度计：将 PN 结的随温度变化的电压 U（负温度系数 $-2.3\text{mV} \cdot \text{℃}^{-1}$）通过放大电路转化为正温度系数 $10\text{mV} \cdot \text{℃}^{-1}$ 的电压输出，并将输出电压与标准温度进行对比校准，即可制成数字式人体温度计。最后用标准水银温度计对自制数字式人体温度计进行校准。

【实验数据及处理】

要求学生自行设计表格。

【思考题】

1. 本实验所用三种温度传感器各自具有什么优点？

2. 除了本实验提到的温度传感器以外，你还了解哪些温度传感器？它们的工作原理是什么？

实验4-4　A型超声探测

【实验目的】

1. 了解超声波的产生、发射和接收的基本原理；了解超声波的性质及生物效应。

2. 掌握用 A 型超声实验仪测量声速的原理及方法；掌握超声探伤（诊断）的物理基础。

A 型超声探测

【实验器材】

A 型超声实验仪、数字示波器、有机玻璃水箱、金属反射板、样品架（可放置 12 个样品，样品包括铝、铁、铜、有机玻璃、冕玻璃和带缺陷的铝柱）、探头（两个）、接线（三根，其中 Q9 线一根）、游标卡尺。

【实验原理】

一、超声波的产生与接收

产生超声波的方法有多种，如热学法、力学法、静电法、电磁法、磁致伸缩法、激光法以及压电法等，但应用最普遍的是压电法。压电法采用了压电式换能器，也称之为探头，它是利用某些晶体的压电效应制成的。压电效应是指压电晶体相对的两个表面在受到压力或拉力时，晶体两个表面上出现等量异号电荷的现象。在一定范围内，受力越大产生电荷越多，当晶片受到变化的压力和拉力的交替作用时，晶片的两表面之间会产生同样规律的电压变化。压电效应有逆效应，当在晶体的两个表面施加交变电压时，晶片的厚度将视电场的方向而变化。

如果对晶片施加频率大于 20000Hz 的交变电压（由高频振荡器产生），那么在交变电场的作用下，压电晶体将发生同频率的压缩和拉伸形变，即产生超声振动，该振动在弹性介质中传播即形成超声波。利用压电效应，可将超声能转变为电能，这样就可以实现介质中超声波的探测。

将压电晶体相对的两个表面镀上薄银层，焊上导线作为电极，就构成一个简单的探头，既可发射超声波，又可接收超声波。

二、超声波的反射

超声波在传播过程中，若遇到两种声阻抗不同的介质界面，会发生反射与折射。在垂直入射的条件下，反射波强度与入射波强度有如下关系：

$$\frac{I_r}{I_i} = \frac{(Z_2 - Z_1)^2}{(Z_2 + Z_1)^2} \tag{4-4-1}$$

式中，I_r 表示反射波强度；I_i 表示入射波强度；Z_1、Z_2 分别表示第一种介质和第二种介质的声阻抗。由式（4-4-1）可知，当两种介质的声阻抗相差较大时，反射波强度较大；声阻抗接近时，反射波强度较弱。在实际应用时，可根据超声探头接收到的反射波（回波）强度来判断介质的性质。

三、超声测厚度及声速

利用超声波测量介质厚度或异物深度（探伤）时，通常是将超声波所经介质界面的回波先通过探头转变成高频电压，然后经电子学处理转变成相应的电脉冲信号并显示在示波器荧光屏上，根据两回波出现的时间间隔 t 及介质中的声速 c，计算出所对应的介质厚度 x，如图 4-4-1 所示。由于在前后两个回波所对应的时间间隔内，超声波经历了入射和反射两个过程之后才被探头接收，所以

$$x = c \cdot \frac{t}{2} \qquad (4\text{-}4\text{-}2)$$

图 4-4-1　介质界面与回波脉冲信号

若测出介质厚度 x，在示波器荧光屏上读出与介质厚度对应的两回波脉冲的间隔时间 t，就可计算出声速 c，或者利用 x 与 t 的线性关系求出声速 c。

超声的 A 型显示方式是以回波出现的位置表示界面的深度，回波幅度的大小表示界面反射的强弱。通常，以荧光屏的横坐标（时间轴）表示深度，纵坐标表示回波脉冲幅度。临床上使用的 A 型超声诊断仪，其横坐标的标度即体内界面的深度。

超声波作用于人体时，由于生物效应会对人体组织造成一定的伤害，因此，必须重视安全剂量。一般认为超声对人体的安全强度阈值为 $100\text{mW} \cdot \text{cm}^{-2}$。本仪器的超声强度小于 $10\text{mW} \cdot \text{cm}^{-2}$ 时，可安全使用。

【仪器描述】

一、主机面板上的按键、接线柱名及连接

实验主机面板如图 4-4-2 所示，共分三个工作区域。

1. 脉冲信号设定

1—复位按钮：即恢复主机设定的工作状态；2—减小按钮：即减小同步信号（扫描信号）的低电平持续时间；3—增加按钮：即增加同步信号（扫描信号）的低电平持续时间；4—选择按钮：即选择工作模式，选择"a"时，A 路探测器工作；选择"b"时，B 路探测器工作；选择"c"时，A、B 两路探测器同时工作。按选择键时，a、b、c 会轮流显示。

2. 超声波探测器 A

各接线柱连接：5—示波器探头（A 路）：即接示波器 CH1 或 CH2 通道；

图 4-4-2 A 型超声实验仪主机面板示意图

1—复位按钮 2—减小按钮 3—增加按钮 4—选择按钮 5—示波器探头（A 路）
6—接示波器（A 路） 7—超声探头（A 路） 8—示波器探头（B 路）
9—接示波器（B 路） 10—超声探头（B 路） 11—电源开关

6—接示波器（A 路）：即接示波器的 EXT 通道，同步性好的数字示波器可以不接此线；7—超声探头（A 路）：即连接超声探头。

3. 超声波探测器 B

各接线柱连接：8—示波器探头（B 路）：即接示波器 CH1 或 CH2 通道；9—接示波器（B 路）：即接示波器的 EXT 通道，同步性好的数字示波器可以不接此线；10—超声探头（B 路）即连接超声探头。

二、主机工作原理

主机工作原理框图如图 4-4-3 所示。本仪器为双路输出，即 A 路和 B 路，两路信号一样，实验时可任选一路完成实验。

图 4-4-3 主机工作原理框图

在主机内，由单片机来控制同步脉冲信号与 A（或 B）路高频振荡信号的同步。在同步脉冲信号的上升沿，电路发出一个高频高压脉冲 A（或 B）至压电换能器，这是一个幅度呈指数形式减小的脉冲。此脉冲信号有两个用途：一是作为被取样的对象，在幅度尚未变化时被取样处理，然后输入示波器形成始波脉冲；二是作为超声波波源的控制信号，即当此脉冲幅度变化到一定程度时，压电换能器产生谐振，并在介质中激发出频率等于谐振频率的超声波（本仪器采用的压电晶体的谐振频率是 2.5MHz）。当超声波遇到两种不同介质的界面时将发生反射，第一次反射回来的超声波又被同一探头接收，此信号经放大、检波、整形处理后以脉冲形式输入示波器，在荧光屏上形成第一回波，由于超声波在不同介质中的衰减程度以及遇到不同介质界面时的发射率不同，还有可能形成第二回波或更多次回波，如图 4-4-4 所示。

图 4-4-4 示波器上观察到的回波波形

由仪器工作原理可知，始波脉冲产生的时刻并非超声波发出的时刻，超声波发出的时刻约延迟 0.5μs，所以实验时应尽可能取第一回波到第二回波间的时间差作为测量结果，以减少实验误差。

【实验内容】

一、水中声速测定

1. 准备工作：在有机玻璃水箱侧面装上超声波探头后注入清水，至超过探头位置 1cm 左右即可。探头另一端与仪器 A 路（或 B 路）"超声探头"接线柱相接。"示波器探头"左边接线柱与 Q9 线的输出端相连，右边接线柱与 Q9 线的接地端相连。这根 Q9 线的另一端与示波器的 CH1 或 CH2 相连。如果示波器的同步性能不稳，可再拿一根 Q9 线将仪器的"接示波器"接线柱与示波器的"EXT"通道相连，以此同步信号作为示波器的外接扫描信号。

2. 打开主机电源，按"选择"按钮选择合适的工作状态，显示"a"时为 A 路探测器工作，显示"b"时为 B 路探测器工作，显示"c"时为两路一起同步工作。"脉冲信号设定"中的"增加"和"减少"按钮用以设定同步脉冲信号（也称外部扫描信号）的低电平持续时间，但仪器设置已满足一般实验要求，这两个按钮可以不动。

3. 将金属挡板放在水箱中的不同位置，并测出探头表面与金属挡板之间的

垂直距离 x，利用示波器测出每个位置下超声波的传播时间 t。可每隔 5cm 取一个点，每个被测量值重复 3 次求平均值。

4. 对实验数据进行 t-x 拟合，根据拟合直线的斜率求水的声速，并与理论值进行比较。注意实验中有时能看到水箱壁反射引起的回波，应该分辨出来并且舍弃之。

二、金属材料探伤

1. 超声探伤原理图如图 4-4-5 所示。实验仪与示波器的连接和设置与水中声速测定内容的 1、2 相同。

2. 在样品架上任选一种内部有缺陷的柱状金属材料，并在样品上涂上耦合剂（如甘油）。

3. 将探头对应缺陷位置放置，测出始波到缺陷引起的回波的时间差 t_1。

4. 移动探头，使探头置于无缺陷位置，测出始波到第一回波（样品底面回波）的时间 t_2。

5. 用游标卡尺测出样品总长度 D，根据 $x = \dfrac{t_1}{t_2}D$ 算出缺陷位置。

图 4-4-5　超声探伤原理图

三、测金属样品的声速

1. 实验仪与示波器的连接和设置与水中声速测定内容的 1、2 相同。

2. 在样品架上任选一种金属材料，在样品表面涂上耦合剂（如甘油），在示波器荧光屏上测出第一回波到第二回波的时间差 t，测 5 次求平均值。

3. 用游标卡尺测金属样品的高度 H，测 5 次求平均值。

4. 算出金属中的声速。

注意：（1）由于市售样品常为合金材料（如合金铝），所测值可能与纯材料（如纯铝）的标称值有较大偏差；（2）有些材料由于吸收超声波的能力较强导致第二界面反射太弱，故没有第二回波，此时只能取始波到第一回波的时间差作为估测。

四、观察颅内界面位置或肝脏界面深度

【实验数据记录与处理】

请将水箱中金属挡板在不同位置时超声波传播时间的数据填入表 4-4-1 中。

表 4-4-1　水箱中金属挡板在不同位置时超声波的传播时间

x/m	t/μs	$(t/2)$/μs	$(t/2)$/s
0.05			
0.10			
0.15			
0.20			
0.25			
0.30			

作 x-$t/2$ 的线性拟合，水中声速 c = ＿＿＿＿＿＿＿＿，实验温度：＿＿＿＿＿＿＿＿。

【注意事项】

1. 需选配 60M 双踪数字存储示波器。

2. 数字存储示波器应使用其配套探头，否则会使波形失真，影响读数精度。

3. 探头与探测物间要涂有声耦合剂，常用的耦合剂为对人体无刺激性且不易流失的油类，如甘油、蓖麻油等。

4. 仪器配置外接电源线为三芯电源线，要求实验室电源为三芯插座，且接地良好。

5. 注意不要将超声波探头及示波器探头插错（超声探头连接的 Q9 插座输出为 300V 以上的高压），否则会损坏示波器的外触发电路。

6. 超声探头处有 380V 高压，插拔时应注意安全。

【思考题】

1. 解释压电效应及其逆效应。

2. 简述 A 型超声诊断的基本原理。

3. 超声波的传播速度与哪些因素有关？

实验 4-5　核磁共振

【实验目的】

1. 了解核磁共振的基本原理。
2. 学习利用核磁共振校准磁场和测量 g 因子的方法。

【实验仪器】

永久磁铁（含扫场线圈）、可调变压器、探头两个（样品分别为水和聚四氟乙烯）、数字频率计、示波器。

【实验原理】

核磁共振是重要的物理现象。核磁共振实验技术在物理、化学、生物、临床诊断、计量科学和石油分析与勘探等许多领域得到重要应用。美国科学家珀塞尔（Purcell）和布洛赫（Bloch）由于发现了核磁共振现象而获得了 1952 年的诺贝尔物理学奖。在改进核磁共振技术方面做出重要贡献的瑞士科学家恩斯特（Ernst）于 1991 年获得诺贝尔化学奖。在磁共振成像方面，劳特布尔（Lauter-bur）与曼斯菲尔德（Mansfield）也于 2003 年获得诺贝尔医学或生理学奖。

本实验涉及的原子核自旋角动量不能连续变化，只能取离散值 $p = \sqrt{I(I+1)}\hbar$，式中，I 称为自旋量子数，只能取 0，1，2，3，…整数值或 1/2，3/2，5/2，…半整数值；$\hbar = h/(2\pi)$，为约化普朗克常量；而 h 为普朗克常量。对不同的核素，I 分别有不同的确定数值。本实验涉及的质子和氟核 $^{19}\mathrm{F}$ 的自旋量子数 I 都等于 1/2。类似地，原子核的自旋角动量在空间的某一方向，例如 z 方向的分量也不能连续变化，只能取离散的数值 $p_z = m\hbar$，其中量子数 m 只能取 I，$I-1$，…，$-I+1$，$-I$ 共 $(2I+1)$ 个数值。

自旋角动量不为零的原子核具有与之相联系的核自旋磁矩，简称核磁矩，其大小为

$$\mu = g\frac{e}{2m_{\mathrm{p}}}p \tag{4-5-1}$$

式中，e 为质子的电荷；m_{p} 为质子的质量；g 是一个由原子核结构决定的因子。对不同种类的原子核，g 的数值不同，称为原子核的 g 因子。值得注意的是 g 可能是正数，也可能是负数。因此，核磁矩的方向可能与自旋角动量方向相同，也可能相反。

由于核自旋角动量在任意给定的 z 方向只能取 $(2I+1)$ 个离散的数值，因此核磁矩在 z 方向也只能取 $(2I+1)$ 个离散的数值

$$\mu_z = g\frac{e}{2m_p}p_z = gm\frac{e\hbar}{2m_p} \tag{4-5-2}$$

原子核的磁矩通常用 $\mu_N = \dfrac{e\hbar}{2m_p}$ 作为单位，μ_N 称为核磁子。采用 μ_N 作为核磁矩的单位以后，μ_z 可记为 $\mu_z = gm\mu_N$。与角动量本身的大小为 $\sqrt{I(I+1)}\,\hbar$ 相对应，核磁矩本身的大小为 $g\sqrt{I(I+1)}\mu_N$。除了用 g 因子表征核的磁性质外，通常引入另一个可以由实验测量的物理量 γ，将 γ 定义为原子核的磁矩与自旋角动量之比：

$$\gamma = \frac{\mu}{p} = \frac{ge}{2m_p} \tag{4-5-3}$$

可写成 $\mu = \gamma p$，相应地，有 $\mu_z = \gamma p_z$。

当不存在外磁场时，每一个原子核的能量都相同，所有原子核处在同一能级，但是，当施加一个外磁场 $\boldsymbol{B}$ 后，情况发生了变化。为了方便起见，通常把 $\boldsymbol{B}$ 的方向规定为 z 方向，由于外磁场 $\boldsymbol{B}$ 与磁矩的相互作用能为

$$E = -\boldsymbol{\mu} \cdot \boldsymbol{B} = -\mu_z B = -\gamma p_z B = -\gamma m\hbar B \tag{4-5-4}$$

因此，量子数 m 取值不同，核磁矩的能量也就不同，从而原来简并的同一能级分裂为 $(2I+1)$ 个子能级。由于在外磁场中各个子能级与量子数 m 有关，因此量子数 m 又称为磁量子数。这些不同子能级的能量虽然不同，但相邻能级之间的能量间隔 $\Delta E = \gamma\hbar B$ 却是一样的。而且，对于质子而言，$I = 1/2$，因此，m 只能取 $m = 1/2$ 和 $m = -1/2$ 两个数值，施加磁场前后的能级分别如图 4-5-1a、b 所示。

图 4-5-1 核能级的分裂

a）$B=0$　b）$B\neq0$

当施加外磁场 $\boldsymbol{B}$ 以后，原子核在不同能级上的分布服从玻耳兹曼分布，显然处在下能级的粒子数要比上能级的多，其差数由 ΔE 的大小、系统的温度和系统的总粒子数决定。这时，若在与 $\boldsymbol{B}$ 垂直的方向上再施加一个高频电磁场，通常称为射频场，当射频场的频率满足 $h\nu = \Delta E$ 时会引起原子核在上、下能级之间的跃迁，但由于一开始处在下能级的核比在上能级的要多，因此净效果是往上跃迁的比往下跃迁的多，从而使系统的总能量增加，这相当于系统从射频场中吸收了能量。

当 $h\nu = \Delta E$ 时，引起的上述跃迁称为共振跃迁，简称共振。显然共振时要求 $h\nu = \Delta E = \gamma\hbar B$，从而要求射频场的频率满足共振条件

$$\nu = \frac{\gamma}{2\pi}B \tag{4-5-5}$$

如果用角频率 $\omega = 2\pi\nu$ 表示，共振条件可写成

$$\omega = \gamma B \tag{4-5-6}$$

如果频率的单位用 Hz，磁场的单位用 T（特斯拉），对裸露的质子而言，经过大量测量得到 $\dfrac{\gamma}{2\pi} = 42.577469\,\text{MHz/T}$。但是对于原子或分子中处于不同基团的质子，由于不同质子所处的化学环境不同，受到周围电子屏蔽的情况不同，$\dfrac{\gamma}{2\pi}$ 的数值将略有差别，这种差别称为化学位移，对于温度为 25℃ 球形容器中水样品的质子，$\dfrac{\gamma}{2\pi} = 42.576375\,\text{MHz/T}$，本实验可采用这个数值作为最好的近似值。通过测量质子在大小为 B 的磁场中的共振频率 ν_{H} 可实现对磁场的校准，即

$$B = \frac{\nu_{\text{H}}}{\gamma / (2\pi)} \tag{4-5-7}$$

反之，若 B 已经校准，则通过测量未知原子核的共振频率 ν 便可求出待测原子核的 γ 值$\left(\text{通常用}\dfrac{\gamma}{2\pi}\text{值表征}\right)$或 g 因子：

$$\frac{\gamma}{2\pi} = \frac{\nu}{B} \tag{4-5-8}$$

$$g = \frac{\nu/B}{\mu_{\text{N}}/h} \tag{4-5-9}$$

式中，$\mu_{\text{N}}/h = 7.6225914\,\text{MHz/T}$。

通过上述讨论，要发生共振必须满足 $\nu = \dfrac{\gamma}{2\pi}B$ 的条件。为了观察到共振现象，通常有两种办法：一种是固定 B，连续改变射频场的频率，这种方法称为扫频方法；另一种方法，也就是本实验采用的方法，即固定射频场的频率，连续改变磁场 B 的大小，这种方法称为扫场方法。如果磁场的变化不是太快，而是缓慢通过与频率 ν 对应的磁场时，用一定的方法可以检测到系统对射频场的吸收信号，如图 4-5-2a 所示，称为吸收曲线，这种曲线具有洛伦兹型曲线的特征。

图 4-5-2 核磁共振吸收信号

但是，如果扫场变化太快，得到的将是如图 4-5-2b 所示的带有尾波的衰减振荡曲线，然而，扫场变化的快慢是相对具体样品而言的。例如，本实验采用的扫场是频率为 50Hz、振幅在 $10^{-5} \sim 10^{-3}$ T 的交变磁场，对固态的聚四氟乙烯样品而言，它是变化十分缓慢的磁场，其吸收信号将如图 4-5-2a 所示。而对液态的水样品而言，它却是变化很快的磁场，其吸收信号将如图 4-5-2b 所示，而且磁场越均匀，尾波中振荡的次数越多。

【实验装置】

实验装置的示意图如图 4-5-3 所示，它由永久磁铁、扫场线圈、探头（包括电路盒和样品盒）、数字频率计、示波器、可调变压器和 220V/6V 小变压器组成。

永久磁铁：对永久磁铁的要求是有较强的磁场、足够大的均匀区和均匀性好。本实验所用的磁铁中心磁场 $B_0 \geqslant 0.5$ T，在磁场中心 $(5\text{mm})^3$ 范围内，均匀性优于 10^{-5}。

扫场线圈：产生一个幅度在 $10^{-5} \sim 10^{-3}$ T 的可调交变磁场用于观察共振信号，扫场线圈的电流由可调变压器的输出再经 220V/6V 小变压器降压后提供。扫场的幅度可通过可调变压器调节。

图 4-5-3 核磁共振实验装置示意图
1—永久磁铁 2—扫场线圈 3—电路盒
4—振荡线圈及样品 5—数字频率计
6—示波器 7—可调变压器 8—小变压器

探头：本实验提供两个探头，其中一个的样品为水（掺有三氯化铁），另一个为固体的聚四氟乙烯。

探头由电路盒和样品盒组成，在样品盒中液态样品装在玻璃管中，固态样品则做成棍状。在玻璃管或棍状固态样品上绕有线圈，这个线圈就是一个电感 L，将这个线圈插入磁场中，线圈的取向与 B_0 垂直。线圈两端的引线与电路盒中处于反向接法的变容二极管（可充当可变电容）并联构成 LC 电路，并与晶体管等非线性元件组成振荡电路。当电路振荡时，线圈中就会有射频场产生并作用于样品上。改变二极管两端反向电压的大小可改变二极管两个电极之间的电容 C，达到调节频率的目的。这个线圈还可以作为探测共振信号的线圈，其探测原理如下。

电路盒中的振荡器不是工作在振幅稳定的状态，而是工作在刚刚起振的边际状态（边限振荡器由此得名），这时电路参数的任何改变都会引起工作状态的变化。当共振发生时，样品要吸收射频场的能量，使振荡线圈的品质因数 Q 值下降，Q 值的下降将引起工作状态的改变，表现为振荡波形的包络线发生变化，这种变化就是共振信号，经过检波、放大、经由"检波输出"端与示波器连接，即可从示波器上观察到共振信号。振荡器中未经检波的高频信号经由"频率输出"端直接输出到数字频率计，从而可直接读出射频场的频率。

电路盒正面面板除了电源开关外（做完实验一定要关好电源，以免机内电源耗电），有一个由十圈电位器做成的频率调节旋钮。此外，还有一个幅度调节旋钮，适当调节这个旋钮可以使共振吸收的信号最大，但由于调节幅度旋钮时会改变振荡管的极间电容，从而对频率也会造成一定影响。电路盒背面的"频率输出"与数字频率计连接，"检波输出"与示波器连接。

【实验内容】

1. 校准永久磁铁中心的磁场 B_0

把样品为水（掺有三氯化铁）的探头下端的样品盒插入到磁铁中心，并使电路盒水平放置在磁铁上方的木座上，左右移动电路盒使它大致处于木座的中间位置。将电路盒背面的"频率输出"和"检波输出"分别与数字频率计和示波器连接。把示波器的扫描速度旋钮放在 5ms/格位置，纵向放大旋钮放在 0.1V/格或 0.2V/格位置。打开数字频率计、示波器和电路盒开关，这时数字频率计应有读数。接通可调变压器电源并把输出调节在较大数值（100V 左右），缓慢调节电路盒频率旋钮，改变振荡频率（由小到大或由大到小）同时监视示波器，搜索共振信号。

什么情况下才会出现共振信号？共振信号又是什么样呢？

如今的磁场是永久磁铁的磁场 B_0 和一个 50Hz 的交变磁场叠加的结果，总磁场为

$$B = B_0 + B'\cos\omega't \tag{4-5-10}$$

式中，B' 是交变磁场的幅度；ω' 是市电的角频率。

总磁场在 $(B_0 - B') \sim (B_0 + B')$ 的范围内按图 4-5-4 的正弦曲线随时间变化。由式（4-5-6）可知，只有 ω/γ 落在这个范围内才能发生共振。为了便于找到共振信号，一方面要加大 B'（即把可调变压器的输出调到较大数值），使可能发生共振的磁场变化范围增大；另一方面要调节射频场的频率，使 ω/γ 落在这个范围。一旦 ω/γ 落在这个范围就能观察到共振信号，如图 4-5-4 所示，共振发生在 $B = \omega/\gamma$ 的水平虚线与代表总磁场变化的正弦曲线交点所对应的时刻。如前所述，水的共振信号将如图 4-5-2b 所示，而且磁场越均匀尾波中的振荡次数越多，因此一旦观察到共振信号以后，应进一步仔细调节电路盒在木座上的左右位置，使尾波中振荡的次数最多，亦即使探头处在磁铁中磁场最均匀的位置，并利用木座上的标尺记下此时电路盒边缘的位置。

由图 4-5-4 可知，只要 ω/γ 落在 $(B_0 - B')$ ～ $(B_0 + B')$ 范围内就能观察到共振信号，但这时 ω/γ 未必正好等于 B_0，从图上可以看出：当 $\omega/\gamma \neq B_0$ 时，各个共振信号发生的时间间隔并不相等，共振信号在示波器上的排列不均匀。只有当 $\omega/\gamma = B_0$ 时，它们才排列均匀，这时共振信号发生在交变磁场过零时刻，而且通过示波器的时间标尺可测出它们的时间间隔为 10ms。当然，当 $\omega/\gamma = (B_0 - B')$ 或 $\omega/\gamma = (B_0 + B')$ 时，在示波器上也能观察均匀排列的共振信号，但它们的时间间隔不是 10ms，而是 20ms。因此，只有当共振信号均匀排列而且间隔为 10ms 时，才有 $\omega/\gamma = B_0$，这时频率计的读数才是与 B_0 对应的质子的共振频率。

图 4-5-4　捕捉共振信号原理

作为定量测量，我们除了要求出待测量的数值外，还关心如何减小测量误差并力图对误差的大小做出定量估计，从而确定测量结果的有效数字。从图 4-5-4 可以看出，一旦观察到共振信号，B_0 的误差不会超过扫场的幅度 B'。因此，为了减小估计误差，在找到共振信号之后应逐渐减小扫场的幅度 B'，并相应地调节射频场的频率，使共振信号保持间隔 10ms 的均匀排列。在能观察到和分辨出共振信号的前提下，力图把 B' 减小到最小，记下 B' 达到最小而且共振信号保持间隔为 10ms 均匀排列时的频率 ν_H，利用水中质子的 $\gamma/(2\pi)$ 值和式 (4-5-7) 求出磁场中待测区域的 B_0 值。当 B' 很小时，由于扫场变化范围小，尾波中振荡的次数也少，这是正常的，并不是因为磁场变得不均匀。

为了定量估计 B_0 的测量误差 ΔB_0，首先必须测出 B' 的大小。可采用以下步骤：保持这时扫场的幅度不变，调节射频场的频率，使共振先后发生在 $(B_0 + B')$ 与 $(B_0 - B')$ 处，这时图 4-5-4 中与 ω/γ 对应的水平虚线将分别与正弦波的峰顶和谷底相切，即共振分别发生在正弦波的峰顶和谷底附近。这时从示波器看到的

共振信号均匀排列，但时间间隔为 20ms，记下这两次的共振频率 ν'_H 和 ν''_H，利用公式

$$B' = \frac{(\nu'_H - \nu''_H)/2}{\gamma/(2\pi)} \tag{4-5-11}$$

可求出扫场的幅度。

　　实际上 B_0 的估计误差比 B' 还要小，这是由于借助示波器上网格的帮助，共振信号排列均匀程度的判断误差通常不会超过 10%，由于扫场大小是时间的正弦函数，容易算出相应的 B_0 的估计误差是扫场幅度 B' 的 8% 左右，考虑到 B' 的测量本身也有误差，可取 B' 的 1/10 作为 B_0 的估计误差，即取

$$\Delta B_0 = \frac{B'}{10} = \frac{(\nu'_H - \nu''_H)/20}{\gamma/(2\pi)} \tag{4-5-12}$$

式（4-5-12）表明，由峰顶与谷底共振频率差值的 1/20，利用 $\gamma/(2\pi)$ 数值可求出 B_0 的估计误差 ΔB_0，本实验 ΔB_0 只要求保留一位有效数字，进而可以确定 B_0 的有效数字，并要求给出测量误差的完整表达式，即

$$B_0 = 测量值 \pm 估计误差$$

　　现象观察：适当增大 B'，观察到尽可能多的尾波振荡，然后向左（或向右）逐渐移动电路盒在木座上的左右位置，使下端的样品盒从磁铁中心逐渐移动到边缘，同时观察移动过程中共振信号波形的变化并加以解释。

　　选做实验：利用样品为水的探头，把电路盒移到木座的最左（或最右）边，测量磁场边缘的磁场大小。

2. 测量 ^{19}F 的 g 因子

　　把样品为水的探头换为样品为聚四氟乙烯的探头，并把电路盒放在相同的位置。示波器的纵向放大旋钮调节到 50mV/格或 20mV/格，用与校准磁场过程相同的方法和步骤测量聚四氟乙烯中 ^{19}F 与 B_0 对应的共振频率 ν_F，以及在峰顶和谷底附近的共振频率 ν'_F 及 ν''_F，利用 ν_F 和式（4-5-9）求出 ^{19}F 的 g 因子。根据式（4-5-9）可知，g 因子的相对误差为

$$\frac{\Delta g}{g} = \sqrt{\left(\frac{\Delta \nu_F}{\nu_F}\right)^2 + \left(\frac{\Delta B_0}{B_0}\right)^2} \tag{4-5-13}$$

式中，B_0 和 ΔB_0 为校准磁场得到的结果。

　　与上述估计 ΔB_0 的方法类似，可取 $\Delta \nu_F = (\nu'_F - \nu''_F)/20$ 作为 ν_F 的估计误差。

　　求出 $\dfrac{\Delta g}{g}$ 之后，可利用已算出的 g 因子求出绝对误差 Δg，Δg 也只保留一位有效数字并由它确定 g 的有效数字，最后给出 g 因子测量结果的完整表达式。

　　观测聚四氟乙烯中氟的共振信号时，比较它与掺有三氯化铁的水样品中质子的共振信号波形的差别。

【思考题】

1. 是否任何原子核系统均可产生核磁共振现象？为什么水的核磁共振信号只代表氢，不代表氧？为什么聚四氟乙烯样品的核磁共振信号中没有碳的信号？

2. 设永久磁铁的磁感应强度分别为 0.2T 和 0.4T，试估算氢核相应的共振频率。

参 考 文 献

[1] 冀敏，陆申龙. 医学物理学实验［M］. 北京：人民卫生出版社，2009.

[2] 郭悦韶，廖坤山. 大学物理实验［M］. 北京：清华大学出版社，2007.

[3] 喀蔚波. 医用物理学实验［M］. 北京：北京大学医学出版社，2008.

[4] 赵维义. 大学物理实验教程［M］. 北京：清华大学出版社，2007.

[5] 李学慧. 大学物理实验［M］. 北京：高等教育出版社，2005.

[6] 刘文军. 大学物理实验教程［M］. 2 版. 北京：机械工业出版社，2007.

[7] 吕斯骅，段家忯. 新编基础物理实验［M］. 北京：高等教育出版社，2006.

[8] 陶纯匡，王银峰，汪涛. 大学物理实验［M］. 北京：机械工业出版社，2007.

[9] 洪洋，俞航. 医用物理学实验［M］. 北京：科学出版社，2005.

[10] 杨述武. 普通物理实验［M］. 北京：高等教育出版社，2007.

[11] 仇慧，张瑞兰，吉强. 医学影像物理学实验［M］. 北京：人民卫生出版社，2007.

[12] 林抒，龚镇雄. 普通物理实验［M］. 北京：人民教育出版社，1981.

[13] 丁慎训，张连芳. 物理实验教程［M］. 2 版. 北京：清华大学出版社，2002.

[14] 吴泳华，霍剑青，熊永红. 大学物理实验：第一册［M］. 北京：高等教育出版
     社，2001.

[15] 谢行恕，康士秀，霍剑青. 大学物理实验：第二册［M］. 北京：高等教育出版
     社，2001.

[16] 李平. 大学物理实验［M］. 北京：高等教育出版社，2004.

[17] 成正维. 大学物理实验［M］. 北京：高等教育出版社，2002.

[18] 沈元华，陆申龙. 基础物理实验［M］. 北京：高等教育出版社，2003.

[19] 王延兴，郭山河，文立军. 大学物理实验［M］. 北京：高等教育出版社，2003.

[20] 李文斌. 大学物理实验［M］. 北京：北京邮电大学出版社，2006.

[21] 张兆奎，谬连元，张立. 大学物理实验［M］. 2 版. 北京：高等教育出版社，2005.

[22] 张映辉. 大学物理实验［M］. 2 版. 北京：机械工业出版社，2017.